Demenz

Wissenswertes für Betroffene, Angehörige und Betreuende

*„Sag, wie fühlt sich Deine Seele an?
Ruhig oder aufgewühlt?"*

„Rein".

Dialog zwischen mir und meiner an Demenz erkrankten
Großmutter, wenige Tage bevor ihre Seele den Körper
verließ.

Sabine Wöger

Demenz

Wissenswertes für Betroffene, Angehörige und Betreuende

2. erweiterte Auflage

Bibliografische Information der Deutschen Nationalbibliothek:

Die Deutsche Nationalbibliothek verzeichnet diese Publikation in der Deutschen Nationalbibliografie; detaillierte bibliografische Daten sind im Internet über http://dnb.dnb.de abrufbar.

© *2019 Sabine Wöger / 2. erweiterte Auflage*
Illustration: Sabine Wöger
Veröffentlichung: Wolfgang Wöger

Herstellung und Verlag: BoD – Books on Demand, Norderstedt
ISBN: 978-3-7481-1105-4

Inhalt

Ein Wort zuvor

Geschätzte Leserinnen und Leser!

Dieses Buch basiert auf einer von mir durchgeführten qualitativen und tiefenpsychologisch angeregten empirischen Untersuchung zum Thema des ärztlich assistierten Suizides bei Demenz vor dem Hintergrund der persönlichen Biographie und Sozialisation. Anlassgebend für die Durchführung dieser Studie waren jene Menschen, welche bereits bei Beginn einer Demenzerkrankung die Inanspruchnahme eines ärztlich assistierten Suizides, etwa in der Schweizer Eidgenossenschaft, überlegen bzw. einen solchen real vollziehen. Um dieses Phänomen besser verstehen zu können, führte ich mit hochbetagten Menschen, ebenso mit den Angehörigen von an Demenz erkrankten Personen, Interviews. Ich forschte nach dem Einfluss frühkindlicher Bindung zwischen den kindlichen Probanden und Probandinnen und deren Eltern, ebenso nach den Auswirkungen einer religiösen bzw. spirituellen Einstellung auf eine von Ungewissheit geprägten Zukunft, etwa durch die Möglichkeit, selbst an einer Demenz zu erkranken. Ein weiteres Forschungsziel lag darin, die internalisierten psychischen Abwehr- und Bewältigungsweisen in belastenden und prägenden Lebenserfahrungen zu erfassen und wie sich diese auf die Einstellung gegenüber ärztlich assistiertem Suizid auswirken.

Vom Ergebnis dieser Studie war ich tief betroffen. Es befürworteten vor allem jene Menschen ärztlich assistierten Suizid bei Demenz, welche an sozialer Einsamkeit und an einem Gefühl des Unwertseins bzw. Nicht-mehr-gebraucht-Werdens in Familie und Gesellschaft litten. Andere hingegen, die von sicheren Bindungserfahrungen berichten konnten und sich in einem liebevollen Umfeld eingebunden wussten, blickten einer Zukunft, trotz Demenz, zuversichtlich und vertrauensvoll entgegen. Weiters wurde die Sorge, anderen zur Last zu fallen, dabei einen Verlust der Würde durch kognitive Beeinträchtigung, Pflegebedürftigkeit und Abhängigkeit von Lebensbedingungen und Strukturen zu erleben, von den Betroffenen als hauptsächlicher Beweggrund für diese Form der Sterbehilfe genannt. In meinem 2019 erschienenen Buch mit dem Titel „Ärztlich assistierter Suizid bei Demenz!? Eine qualitative und tiefenpsychologisch angeregte Studie mit Zugängen aus den integrativen Gesundheitswissenschaften" ist die Forschungsarbeit ausführlich beschrieben und vor allem für wissenschaftlich tätige Personen interessant.

Das vorliegende Buch „Demenz. Wissenswertes für Betroffene, Angehörige und Betreuende" resultiert aus der obig beschriebenen Studie und richtet sich an Betroffene, Angehörige und Betreuende. Es enthält wissenswerte Aspekte über das Krankheitsbild einer Demenz: Risikofaktoren, Demenzformen, Pathophysiologie, Symptome, Diagnostik, Phasen und Verlauf. Vor allem kommen hochbetagte Menschen und Angehörige zu Wort. Sie berichten von den ersten Symptomen und welche Irritationen diese innerhalb der Familien ausgelöst haben. Ebenso erzählen sie von belastenden und entmutigenden, von bereichernden und die Zuversicht nährenden Erfahrungen. Sie sprechen über die Entwicklung und Bedeutung emotionaler Bindungen und welche Sinnhorizonte sich ihnen im Laufe der Erkrankung oder in der Begegnung mit den Erkrankten erschlossen haben. Betroffene wie betreuende Angehörige reifen gewissermaßen in die Krankheit hinein. Angehörige entwickeln über die Jahre hinweg eine Expertise dahingehend, in welcher Weise sie den Betroffenen, von den ersten Symptomen bis zur Zeit des Sterbens, hilfreich zur Seite stehen und sie begleiten können. Sie berichten von der Notwendigkeit und dem Gefühl von Entlastung durch die Annahme von Hilfe, da ein liebevolles Da-Sein für den geliebten Menschen und ein achtsamer Umgang mit sich selbst einander nicht ausschließen. An Erkenntnissen, die sich ihnen prozesshaft erschlossen haben, lassen sie die Leser/-innen teilhaben. Die Bereitschaft der Betreuenden, sich auf die veränderten Bedürfnisse der Erkrankten einzulassen und bisherige Begegnungsweisen an die gegenwärtigen Möglichkeiten anzupassen, ist überaus bedeutsam. Gar kann dadurch eine Beziehung bereichert werden, vielleicht in einer zuvor noch nicht erfahrenen Intensität. Seelische und soziale Schmerzen seitens der Erkrankten, ausgelöst durch Einsamkeit und Angst, könnten durch ein herzliches und haltgebendes Miteinander gelindert werden. Wenn sich auch die bisherigen Weisen der zwischenmenschlichen Begegnung verändern, so geht die Person hinter der Erkrankung Demenz niemals verloren!

Ich fühle Beauftragung, alles nur denkbar Mögliche auszuschöpfen, sodass Menschen, trotz Demenz, ein tragfähiges Wozu für ein Leben mit dieser schicksalhaften Zuwendung entwickeln und dass sie Angst in Vertrauen wandeln können. Sollte das Maß des Zuträglichen die individuellen Möglichkeiten übersteigen, dann vertraue ich darauf, dass es etwas gibt, was uns Menschen übersteigt, auffängt, uns zu trösten und zu heilen vermag. Auch wenn uns manche Situationen unüberwindbar erscheinen, so warten in uns doch bisher ungeahnte Kräfte auf Entfaltung. Jedoch erschließen und entfalten sich diese oftmals erst im Durchschreiten einer herausfordernden Lebenssituation.

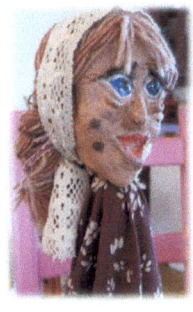
Befindlichkeiten, eindrückliche Wesensmerkmale und Charismen der im Buch vorgestellten an Demenz erkrankten Menschen habe ich in Form von Handpuppen dargestellt, die von mir nach den Gesprächen mit den Erkrankten „geschöpft" wurden. Da im Zuge dieses kreativen Prozesses auch unbewusste Wahrnehmungen im Form einer Puppe Gestalt annehmen, spreche ich von einem „Schöpfungsprozess". Dieser verweist zudem auf Möglichkeiten zur sinnstiftenden Integration von existenziellen, persönlichen Erfahrungen in den künftigen Lebensentwurf, weshalb ich diese Methode auch im Rahmen der Logotherapie anwende. Aus Holzmehl wird ein „Haut-Teig" gefertigt, mit dem dann in einem mehrstündigen Prozess der mimische Ausdruck herausgearbeitet wird. Zuletzt wird die Puppe „belebt", indem sie über den Arm gestreift, der Kopf mit dem Zeigefinger geführt und die Arme mit dem Mittelfinger und Daumen bewegt werden. Welches Anliegen Sie auch zum Erwerb dieses Buches bewogen hat, ich hoffe, dass Sie dadurch Unterstützung und Entlastung erfahren.

Sabine Röger

Das Krankheitsbild

Demenz - ein Syndrom

Das Wort Demenz setzt sich aus dem lateinischen Wort „de" (abnehmend) und „mens" (Geist, Verstand) zusammen. Demenz ist eine Erkrankung des höheren Lebensalters und tritt abseits des natürlichen Alterungsprozesses auf. Die Erkrankung imponiert durch ein ätiologisch heterogenes klinisches Syndrom, das durch einen schwerwiegenden Verlust der geistigen Leistungsfähigkeit infolge einer schleichenden, ausgeprägten und langanhaltenden Funktionsstörung des Gehirns charakterisiert ist (Förstl & Lang, 2011b, S. 4). Hierbei kommt es zu keiner Eintrübung des Bewusstseins. Die kognitiven Beeinträchtigungen werden gewöhnlich von Veränderungen der emotionalen Kontrolle, des Sozialverhaltens und/oder der Motivation begleitet.

Primäre und sekundäre Demenzen

Eine „primäre Demenz" wird durch das Absterben von Nervenzellen und einen damit einhergehenden geistigen Abbau im Gehirn verursacht. Die auslösenden Faktoren für diesen Prozess sind vielfältig und bislang ungenügend erforscht (Steurenthaler, 2013, S. 28–29). Bei rund 10 % aller demenziellen Erkrankungen handelt es sich um „sekundäre Demenzen", auch „Folgedemenzen" genannt. Sie entstehen nicht direkt im Gehirn, sondern treten infolge einer anderen Erkrankung auf. Sekundäre Demenzen, so Frohn und Staack (2012, S. 46), können beispielhaft durch den dauerhaften und übermäßigen Konsum von Alkohol, Drogen oder Medikamenten auftreten, ebenso infolge von systemischen Krankheiten, die das Gehirn als eines von vielen Organen betreffen (Falk, 2015, S. 57).

In etwa 10 % der Fälle liegt der Demenz eine behandelbare Ursache zugrunde. Dies kann beispielsweise eine schwere Schilddrüsenunterfunktion, eine Neuroborreliose oder ein Vitamin-B-12-Mangel sein. Auch Patientinnen und Patienten mit Multipler Sklerose können im Verlauf der Erkrankung eine Demenz entwickeln, ebenso an Mongolismus leidende Menschen. Eine positive Assoziation zwischen Morbus Down in der Familienanamnese und dem Vorkommen von Morbus Alzheimer ist fragwürdig. Einige Studien bestätigen dies (Heyman et al., 1984), andere widerlegen diese Annahme (Huff et al., 1988). Die indifferente wissenschaftliche Meinung könnte sich aus der niedrigen Prävalenz des Down-Syndroms in der Normalbevölkerung erklären. In seltenen Fällen tritt bei Patientinnen und Patienten mit Acquired Immune Deficiency Syndrome (AIDS) im Endstadium ein demenzielles Syndrom auf. Hingegen entsteht bei etwa 90 % der Erkrankten eine Demenz auf der Grundlage von Erkrankungen, die zu einer Degeneration der Neuronen führen. Dazu zählen neben der Alzheimerkrankheit, die mit Abstand die häufigste Ursache für ein demenzielles Syndrom darstellt, die „vaskuläre Demenz". Diese tritt infolge von Arteriosklerose oder eines apoplektischen Insultes auf. Ursächlich können auch die Pick Krankheit, auch „frontotemporale Demenz" genannt, die Demenz bei der Parkinsonkrankheit, auch „Demenz mit Lewy-Körperchen" genannt, oder die Creutzfeldt-Jakob-Erkrankung für den Symptomenkomplex verantwortlich sein (Diehl et al., 2005, S. 4).

Das steigende Lebensalter

Bedeutendster Risikofaktor für das Entstehen der Alzheimerkrankheit ist das steigende Lebensalter. Mehr als zwei Drittel der Menschen mit Demenz sind Frauen. Sie haben nicht etwa ein höheres Erkrankungsrisiko, sondern leben im Durchschnitt länger und sind daher in den Altersgruppen mit steigender Demenzwahrscheinlichkeit stärker vertreten (Sütterlin et al., 2011, S. 7, 13).

Erstgradangehörige/-r mit einer Demenzerkrankung

Neben dem Alter gilt das Vorhandensein von Erstgradangehörigen mit einer Demenzerkrankung als hochgradiger biologischer Risikofaktor (Breteler et al., 1992). Bei einer 90-jährigen Person erhöht sich das bei etwa 14 % liegende Spontanrisiko fast um ein Drittel, sofern bei einem Erstgradangehörigen eine Demenz vorliegt (van Duijn et al., 1993). Das Alzheimererkrankungsrisiko ist jedoch auch bei jenen Personen erhöht, bei denen Erstgradangehörige an einer anderen neurologischen Erkrankung leiden (Mayeux et al., 1991).

Weitere Risikofaktoren

Ein weiterer Risikofaktor für Demenz, welcher in epidemiologischen Studien gewonnen wurde, ist ein niedriges Körpergewicht bei Frauen (Black et al., 2002, S. 56–66), ebenso vorausgehende Kopfverletzungen oder ein Schlaganfall, insbesondere in Kombination mit anderen kardiovaskulären Risikofaktoren (Anttila et al., 2004, S. 539; Fratiglioni et al., 1993). Zwischen Morbus Parkinson in der Familienanamnese von Erstgradangehörigen und dem Auftreten von Morbus Alzheimer, insbesondere bei Männern mit frühem Erkrankungszeitpunkt, besteht ebenfalls eine positive Assoziation (Hofman et al., 1989).

Risikofaktor Apolipoprotein E-e4

Der Apolipoprotein-E-Genotyp (ApoE-Genotyp) ist der bislang größte genetische Risikofaktor für die spätmanifeste, sog. „late-onset"-Form, der Alzheimer-Demenz. Das Apolipoprotein E4 (ApoE4) transportiert unter anderem Cholesterin zu den Neuronen, die für die Myelinproduktion und somit für den Informationsaustausch innerhalb der Zellen verantwortlich sind (Villeneuve et al., 2014). Von ApoE gibt es drei kodominante Allele[1]. Nach Schätzungen tragen etwa 20 % der Bevölkerung das e4-Allel in sich, was mit einem zweifach erhöhten Risiko einhergeht, an Alzheimer zu erkranken (Finckh, 2006, S. 1010). Ebenso, so Mons et al. (2016, S. 28-29), scheint für ApoE-e4-Träger/-innen auch das Risiko für andere Demenzformen und kognitive Einschränkungen erhöht zu sein. Forschende vermuten eine Gen-Lebensstil-Interaktion bei der Entstehung kognitiver Erkrankungen. Die Autoren und Autorinnen erachten bei jenen Personen, die ein erhöhtes Risiko für Hypercholesterinämie und kardiovaskuläre Erkrankungen aufweisen, eine ApoE-Genotyp-Bestimmung für sinnvoll. In einigen Studien konnte nachgewiesen werden, dass ApoE-e4-Träger/-innen besser auf Ernährungsumstellungen und körperliche Aktivitäten reagieren als auf die Gabe von Statinen[2] (Villeneuve et al., 2014).

Einige Risikofaktoren wären vermeidbar

Trotz zahlreicher Studien, die Aufschluss über weitere mögliche Risikofaktoren bringen sollen, besteht beispielsweise über den Einfluss von Noxen, wie Alkohol, Nikotin, Adipositas, hoher Blutdruck und Hypercholesterinämie, keine sichere Erkenntnis. Dennoch verweist das Ergebnis einer Vielzahl von Untersuchungen

---

[1] Allele sind unterschiedliche Varianten von Genen, die für die Ausprägung von bestimmten Merkmalen zuständig sind. Können sich Allele gegenüber anderen im Erscheinungsbild durchsetzen, spricht man von „dominanten" Allelen. „Rezessiv" sind jene, welche von den dominanten unterdrückt werden. Dominante Allele werden durch Großbuchstaben, rezessive durch Kleinbuchstaben gekennzeichnet: „E" oder „e".

[2] Statine sind Medikamente, die eine Senkung der Serumkonzentration von Cholesterin bewirken.

auf die Annahme, dass bei etwa zwischen einem Drittel und der Hälfte aller Demenzen vom Typ Morbus Alzheimer vermeidbare Risikofaktoren zugrunde liegen.

Krankheitswahrscheinlichkeit und -häufigkeit

Die Krankheitswahrscheinlichkeit steigt mit dem Lebensalter

Noch nie zuvor erreichten Menschen ein derart hohes Lebensalter wie seit Beginn des 20. Jahrhunderts. So sehr ein langes Leben bei weitgehend erhaltener Selbstständigkeit und kognitiv-geistiger Unversehrtheit erstrebenswert ist und unter diesen Voraussetzungen als „würdevolles Altern" bewertet wird, so sehr beunruhigt die Tatsache, dass sich mit steigendem Lebensalter das Risiko, an Demenz zu erkranken, erhöht.

Die Wahrscheinlichkeit, an Demenz zu erkranken, steigt nach dem 65. Lebensjahr steil an. Betrachtet man nur die Bevölkerung über 65 Jahre, wird der Anteil zwischen 6 und 9 % betragen, wobei die Wahrscheinlichkeit, an Demenz zu erkranken, mit zunehmendem Alter steil ansteigt: Sie verdoppelt sich etwa mit jedem 5. Lebensjahr. Mit rund zwei Drittel aller Fälle ist die Demenz vom Typ Alzheimer die häufigste Form (Sütterlin et al., 2011, S. 6).

Jährliche Neuerkrankungsrate in Österreich

Die jährlichen Neuerkrankungen an Demenzen werden gemäß Wancata et al. (2001) in Österreich von 23.600 im Jahr 2000 auf voraussichtlich 65.500 im Jahr 2050 steigen. 2050 wird die Zahl der Erkrankten also etwa auf 230.000 angestiegen sein (Österreichische Alzheimergesellschaft, 2016). Dies entspricht einem 2,8-fachen Anstieg der Absolutzahlen. Mitte des 21. Jahrhunderts werden jährlich etwa 37.900 Personen an einer Alzheimerdemenz und etwa 7.900 Personen an einer vaskulären Demenz erkrankt sein (BMASGK, 2015, S. 20). Zurzeit leben in Österreich insgesamt 634.000 Personen im Alter von 75 und mehr Lebensjahren. Die Zahl der Menschen in dieser Altersgruppe wird sich voraussichtlich bis 2040 auf 1,26 Millionen verdoppeln. Für das Jahr 2050 lässt die Prognose des BMASGK (2009, S. 47) eine Zahl von 1,45 Millionen erwarten. Innerhalb von 30 Jahren werden etwa zwischen 0,9 und 1,7 % der Gesamtbevölkerung Europas von Demenz betroffen sein.

Inzidenz von Morbus Alzheimer in Europa und weltweit

Der Anteil von Personen mit einer Demenz vom Typ Morbus Alzheimer beträgt ca. 5 % der europäischen Gesamtpopulation. Bei den 30- bis 59-Jährigen sind 0,02 %, bei den 60- bis 69-Jährigen 0,3 %, bei den 70- bis 79-Jährigen 3,2 % und bei den 80- bis 90-Jährigen 10,8 % betroffen (Rocca et al., 1991). Die Zahl der Erkrankten weltweit wird sich nach Schätzungen der Weltgesundheitsorganisation bis zum Jahr 2050 auf 152 Millionen Menschen verdreifachen. Grund sei eine alternde Bevölkerung. Beinah zehn Millionen Menschen entwickeln jährlich eine Demenz, sechs Millionen stammen dabei aus Ländern mit mittleren und unteren Einkommen (WHO, 2018). Die jährlich entstehenden Kosten schätzt die WHO weltweit auf etwa 692 Milliarden Euro. Bis zum Jahre 2030 dürften sich diese mehr als verdoppeln.

Pathophysiologie – die gestörte Informationsweiterleitung

Siehe Abbildung 1: Das menschliche Gehirn besteht etwa aus 100 Milliarden Nervenzellen, sogenannten Neuronen, die durch Weiterleitung elektrischer und chemischer Energie miteinander kommunizieren. Die für die Kommunikation zwischen den Nervenzellen zuständigen Kontaktstellen werden als Synapsen bezeichnet. Diese heften sich an Dendriten[3] einer anderen Nervenzelle oder an die motorische Endplatte einer Muskelzelle. In Abbildung 1 sind sie durch grüne Punkte dargestellt.

---

[3] Dendriten sind Zellfortsätze, die der Reizaufnahme dienen.

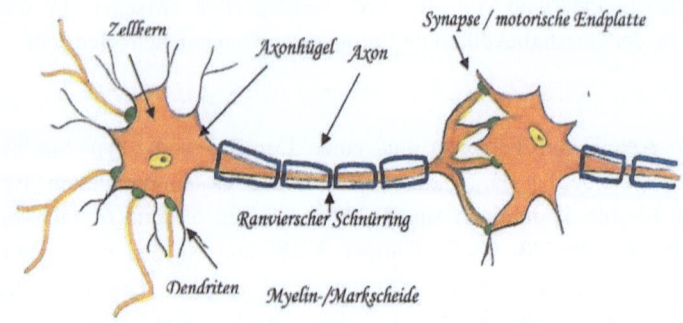

Abbildung 1: Kommunikation zwischen zwei Nervenzellen.

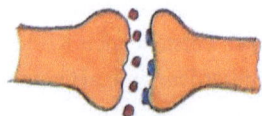

Abbildung 2: Informationsübertragung von Zelle zu Zelle an der Synapse, zwischen Dendrit und Neurit und durch Neurotransmitter im synaptischen Spalt.

Siehe Abbildung 2: Der synaptische Spalt trennt die Zellen voneinander. Alleinig ein elektrischer Impuls könnte diesen Spalt nicht überwinden, weshalb die Übertragung über zwei Kommunikationswege erfolgt: Zum einen werden die Informationen durch elektrische Impulse weitergeleitet, zum anderen erfolgt die Informationsübertragung auf biochemischen Weg über Moleküle, auch als „Trägersubstanzen", „Botenstoffe" oder „Neurotransmitter" bezeichnet. Sie sind maßgeblich an der Steuerung von Befinden und Verhalten beteiligt. Der am meisten verbreitete Neurotransmitter, zugleich Trägersubstanz aller das zentrale Nervensystem verlassenden Nervenfasern, ist das Acetylcholin. Die roten Punkte in Abbildung 2 markieren die Neurotransmitter, die blauen Punkte skizzieren die definierten Kontaktstellen für die Übergabe bzw. Aufnahme der Trägersubstanzen am Dendriten. Axone, auch als Nervenfasern oder Neuriten bezeichnet, haben definierte Kontaktstellen, an denen Botenstoffe an die andere Zelle abgegeben werden. Trifft nun ein Nervenimpuls unmittelbar vor der Synapse auf, löst er die Ausschüttung des Neurotransmitters aus, der in den Bläschen des präsynaptischen Neurons gespeichert ist, siehe rote

Punkte. In weiterer Folge können diese Moleküle dann den synaptischen Spalt überwinden und an den Rezeptoren unmittelbar nach der Synapse andocken. Diese Rezeptoren sind nur für bestimmte Neurotransmitter empfänglich, vergleichbar mit einem Schlüssel, der nur in ein bestimmtes Schloss passt.

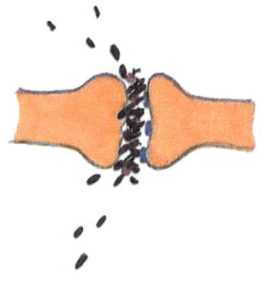 *Siehe Abbildung 3:* Bei der Alzheimererkrankung wird das Amyloidvorläuferprotein (APP) in krankhaftes Amyloidbeta 40 (Aβ40) umgewandelt. Es lagert sich in Form von Plaques, das sind Beta-Amyloid-Ablagerungen, zwischen den Nervenzellen und rund um die kleinen Gefäße in der Großhirnrinde ab.

Abbildung 3: Eiweißhaltige Amyloid-Ablagerungen zwischen den Nervenzellen.

Aβ40 behindert dort die Kommunikation, wie in Abbildung Nr. 3 ersichtlich (Förstl et al., 2011a, S. 59–60). Die Plaques wiederum führen zu einer gestörten Glukoseverwertung der Nervenzellen, was den Heißhunger auf Süßes von Menschen mit Alzheimerdemenz erklärt (Grond, 2014, S. 17). Sowohl Volumen als auch Dichte der Plaques nehmen mit Fortdauer der Erkrankung zu. Eine weitere Auffälligkeit besteht in der Veränderung innerhalb der Zelle und betrifft die Tau-Proteine, welche für die Stabilisierung des Transportsystems in den Nervenzellen zuständig sind. Ist ihre Funktion gestört, zerfallen die Transportbahnen und die Nervenzellen sterben durch den gestörten Stoffwechsel nach und nach ab. Sind die Transportbahnen zerfallen, bündeln sich die Tau-Proteine und verfilzen die Neurofibrillen in den Nervenzellen zu sogenannten „Tangles", das bedeutet Bündel. Da dieser Prozess zunächst in der Gedächtnisregion des Gehirns erfolgt, ist die Beeinträchtigung des Kurzzeitgedächtnisses eines der ersten Symptome der Alzheimerkrankheit (Förstl et al., 2011a, S. 59–60).

Die Alzheimerdemenz

Alois Alzheimer – Entdecker der Alzheimerdemenz

Die Entdeckung der Alzheimererkrankung geht auf den 1864 in Bayern geborenen und 1915 in Frankfurt am Main verstorbenen Neuropathologen Dr. Alois Alzheimer zurück. Der Mediziner befasste sich mit histopathologischen Studien über die Hirnrinde und beschrieb erstmals im Jahre 1906 im Rahmen eines Vortrages bei der 37. Versammlung Südwestdeutscher Irrenärzte das „eigenartige Krankheitsbild" seiner Patientin Auguste Deter. Bei ihr machte sich frühzeitig eine auffällige Gedächtnisschwäche bemerkbar, welche mit Desorientierung und Halluzinationen einherging. Die Obduktion des Gehirns von Frau Deter zeigte eine Reihe von Anormalitäten, etwa dass die Hirnrinde um ein Vielfaches dünner war als die Norm und sich im Gehirn Stoffwechselprodukte in Form von Plaques ablagerten. Innerhalb der Nervenzellen, sogenannten Neuronen, fanden sich seltsame gebündelte Strukturen, welche an verfilzte Fasern erinnerten. Außerhalb der Nervenzellen war eine Anhäufung von Eiweißklumpen zu erkennen, welche Alois Alzheimer als „senile Plaques" bezeichnete. Die Veränderungen an den Neurofibrillen konnte der Arzt durch die Einfärbung mit einem Färbemittel feststellen (Deutsche Alzheimergesellschaft e. V. Selbsthilfe Demenz).

Krankheitsursachen und -verlauf

Die Alzheimerkrankheit ist eine alterskorrelierte, unheilbare, degenerative zerebrale Erkrankung mit unbekannter Ursache, jedoch charakteristische neuropathologische und neurochemische Merkmale aufweisend. Diese schwerste Form der Demenz macht etwa 60 bis 70 % aller Demenzerkrankungen aus und zeichnet sich durch einen langsam fortschreitenden Untergang von Nervenzellen und Nervenzellkontakten aus. Die Alzheimerdemenz beginnt schleichend. Sie entwickelt sich langsam und stetig über einen Zeitraum von zwei bis drei Dekaden, wobei es bereits vor Auftreten der ersten

Symptome zu einer Anreicherung von Aβ40 kommt. Die durchschnittliche Krankheitsdauer beträgt laut Weyerer (2005, S. 15) vom Zeitpunkt des Auftretens der ersten Symptome bis zum Ableben der Erkrankten 4,7 bis 8,1 Jahre.

Symptome

Etwa ein Drittel aller Demenzpatientinnen und -patienten erfahren bereits drei Jahre vor der Diagnosestellung kognitive Defizite (Deutsche Gesellschaft für Allgemeinmedizin und Familienmedizin, 2008, S. 20), Symptome treten erst im letzten Drittel der Krankheit auf (Grond, 2014, S. 17). Diese sind Folge des allmählichen Verlustes von Hirnsubstanz, was auch als „Hirnatrophie" bezeichnet wird und die sich stetig verschlechternde Beeinträchtigung der Gedächtnis-funktion erklärt. Symptomatisch treten drei Störungsgruppen zutage: die kognitiven Störungen, die Verhaltensstörungen und die somatischen Störungen.

Die kognitiven Beeinträchtigungen zeigen sich durch ein verringertes Konzentrationsvermögen. Die schwindende Fähigkeit, in komplexen Zusammenhängen zu denken, geht mit einer reduzierten Urteilsfähigkeit einher. Das veränderte Zeitempfinden ist für die zeitliche und örtliche Desorientierung verantwortlich. Wortfindungsstörungen sind zunehmend von inhaltlicher Armut begleitet. Gegenstände und Erlebnisse können nicht mehr präzise benannt oder beschrieben werden. Letztendlich folgen Dysarthrie und Aphasie, Apraxie und Agnosie[4]. Die überwiegende Mehrzahl der Erkrankten weist neuropsychiatrische Symptome wie Apathie, Angst, Depressivität und/oder erhöhte Irritierbarkeit auf.

Die Verhaltensstörungen, „Behavioural and Psychological Symptoms of Dementia" (BPSD), umfassen Störungen der Aktivität, des Affektes und der emotionalen Balancierungsfähigkeit, Störungen des Tag-Nacht-Rhythmus, Wahnvorstellungen, Angst und Panik,

---

[4] Dysarthrie bezeichnet eine Sprechstörung; Aphasie bedeutet kompletter Sprachverlust, Apraxie bezeichnet die gestörte Ausführung willkürlicher zielgerichteter und geordneter Bewegungen bei intakter motorischer Funktion, Agnosie bezeichnet eine Störung des rechten Erkennens und Einschätzens von Gegenständen und Situationen.

motorische Unruhe, Enthemmungsphänomene wie auch unbewusstes Horten und Verstecken von Gegenständen (Weissenberger-Leduc, 2009, S. 17).

Bei an Demenz erkrankten Menschen ist das Phänomen der unzureichenden Krankheitseinsicht, sogenannte Anosognosie, bekannt. Dieses Phänomen ist mit einer Beeinträchtigung von Exekutivfunktionen, wie Urteils-, Problemlösungsvermögen und/oder kognitiver Flexibilität, assoziiert (Kessler & Supprian, 2003, S. 541–544). Den Erkrankten sind die kognitiven Beeinträchtigungen nicht bewusst, was weitreichende Folgen mit sich bringen kann. Beispielsweise haben Betroffene keine Einsicht in die krankheitsbedingte Fahruntüchtigkeit und verwehren den Entzug der Fahrlizenz. Auch könnte eine Fehleinschätzung der persönlichen finanziellen Situation existenzielle Krisen zur Folge haben.

Zu den somatischen Störungen zählen Appetitlosigkeit und Malnutrition[5], Inkontinenz sowie Störungen des Wasser- und Elektrolythaushaltes.

Familiäre/erbliche Form der Alzheimerkrankheit

Insbesondere lösen Gedächtniseinbußen, die in keinem Verhältnis zum Lebensalter stehen, bei den Betroffenen enorme Beunruhigung aus. Morbus Alzheimer tritt auch bei Menschen auf, die das 65. Lebensjahr noch nicht vollendet haben. Eine dieser selten auftretenden Form ist die familiäre/erbliche Form der Alzheimerkrankheit, welche durch einen Gentest feststellbar ist. Bezogen auf die Gesamtbevölkerung tritt die erbliche Form selten auf. Bei weniger als 1 % aller Fälle von Alzheimer handelt es sich um diese Form. Diese Erkrankung beruht gemäß Förstl et al. (2011a, S. 48) zum Teil auf bereits bekannten autosomal-dominanten Mutationen. Solche liegen dann vor, wenn in einer Familie mehrere Personen, meist aus zwei oder drei aufeinander folgenden Generationen, von einer Demenz oder von anderen psychiatrischen Erkrankungen betroffen sind. Die Wahrscheinlichkeit einer Vererbung an die Kinder liegt bei 50 %. Trägt ein Kind dieses Gen in

---

[5] Malnutrition bedeutet Mangelernährung.

sich, hat es eine 100%ige Wahrscheinlichkeit, an der familiären Form zu erkranken.

Um den familiär und genetisch bedingten Alzheimer besser erforschen zu können, wird in den USA seit 2008 und in Deutschland seit 2011 die Langzeitstudie „Dominantly Inherited Alzheimer Network" (DIAN) durchgeführt. Forschungserkenntnisse von DIAN sollen die Entwicklung von Frühtests für alle Formen von Morbus Alzheimer beschleunigen. Ein weiteres bedeutendes Forschungsziel dieser Studie liegt in der Verzögerung oder Verhinderung des Krankheitsausbruchs. Alle direkten Nachkommen von an einer erblichen Form der Alzheimerdemenz erkrankten Personen können an der DIAN-Studie teilnehmen, ohne dass sie erfahren müssen, ob sie selbst Träger/-innen des Alzheimergens sind (DIAN, 2018).

Krankheitsstadien

Bei der Alzheimerdemenz werden drei Krankheitsstadien unterschieden: „leichtgradig", „mittelgradig" und „schwer". Die Übergänge zwischen den Stadien sind höchst variabel und erschweren eine genaue Einschätzung.

Ist die selbstständige und unabhängige Lebensführung eingeschränkt, jedoch noch möglich, wird von einem „leichten Schweregrad" gesprochen. Komplizierte tägliche Aufgaben überfordern die Erkrankten. Fehlende Spontanität, Antriebsmangel, eine depressive, schwankende und auch reizbare Stimmungslage prägen diese Phase. Im „Stadium der Mittelgradigkeit" erfahren die Erkrankten erhebliche Beeinträchtigungen in der selbstständigen Lebensführung und bedürfen der Unterstützung anderer. Einfache Tätigkeiten können noch ausgeführt werden. Betroffene wirken unruhig und zeigen oftmals ein abweisendes Verhalten. Bei einem „schweren Verlauf" ist die selbstständige Lebensfähigkeit zur Gänze aufgehoben. Gedanken können nicht mehr nachvollziehbar nach außen kommuniziert werden. Unruhe, Nesteln und ein gestörter Schlaf-Wach-Rhythmus prägen das schwere Krankheitsstadium (Deutsche Gesellschaft für Allgemein- und Familienmedizin, 2008, S. 18).

Picksche Krankheit / frontotemporale Demenz

Die Picksche Krankheit, auch als frontotemporale Demenz bezeichnet, ist nach Morbus Alzheimer die zweithäufigste Form der früh beginnenden degenerativen Demenzen. Es handelt sich um einen Abbau von Nervenzellen im Stirn- und Schläfenbereich des Gehirns. Die bildgebende Diagnostik zeigt eine einseitige frontotemporale Atrophie. Da manche Patienten und Patientinnen charakteristische Pick-Körper aufweisen, die unter anderem Tau-Protein und Ubiquitin enthalten, spricht man auch von einer „Pick-Atrophie". Diese Form der Demenz beginnt im mittleren Lebensalter und ist durch frühe, langsam fortschreitende Persönlichkeitsveränderung und durch den Verlust sozialer Fähigkeiten charakterisiert. Weiters kommt es laut Falk (2015, S. 58) zu Beeinträchtigungen von Intellekt, Gedächtnis und Sprachfunktionen, zu Apathie und gelegentlich auch zu extrapyramidalen Phänomenen. Das mittlere Diagnosealter liegt bei 58 Jahren, wobei Männer ein dreimal höheres Erkrankungsrisiko aufweisen als Frauen. Leitsymptome der Pickschen Krankheit sind die progrediente Aphasie, die fortschreitende Persönlichkeitsveränderung in Verbindung mit Störungen der Verhaltenssteuerung. Verstärkt kommt es bei dieser Form der Demenz zu Störungen des angemessenen Sozialverhaltens, einhergehend mit Distanz- und Verantwortungslosigkeit. Ebenso treten laut Berlit (2007, S. 206) Depressivität und Ängstlichkeit wie auch eine euphorische Stimmungslage zutage.

Vaskuläre Demenzen

Ätiologie

Vaskulär bedingte Demenzen weisen oftmals eine Insultanamnese und krankhafte Veränderungen der Gehirngefäße auf. Man spricht auch von sogenannten „gefäßbedingten Demenzen". Im Zuge von Schlaganfällen geringen Ausmaßes kommt es zu wiederholt auftretenden Hirndurchblutungsstörungen, weshalb auch von einer „Multiinfarktdemenz" gesprochen wird.

Pathophysiologie

In weiterer Folge stirbt das Gewebe der betroffenen Hirnregionen, aufgrund des daraus resultierenden Sauerstoffmangels, ab (Falk, 2015, S. 69).

Beginn und Symptome

Im Unterschied zur Alzheimerdemenz beginnt die vaskuläre Demenz plötzlich und verläuft zumeist phasenhaft, nachdem beispielsweise eine „transitorisch ischämische Attacke" (TIA) erfolgte. Dies ist eine mit neurologischen Symptomen einhergehende Durchblutungsstörung des Gehirns, welche sich innerhalb von 24 Stunden wieder zurückbilden sollte. Vaskuläre Demenzen sind nicht heilbar. Symptome sind nächtliche Verwirrtheit, Depressionen, somatische Beschwerden, Affektinkontinenz, Bluthochdruck, Arteriosklerose und neurologische Herdausfälle (Heiss, 1982, S. 225). Jedoch ist eine relative Stabilität der Persönlichkeit gegeben. In fortgeschrittenen Stadien lassen sich Alzheimer-Demenz und vaskuläre Demenz nicht mehr sicher voneinander unterscheiden.

Behandlung

Die Behandlung intendiert die Minimierung von Risikofaktoren, die Förderung der Fließeigenschaften des Blutes und somit der Gefäßdurchblutung (Falk, 2015, S. 69).

Krankheitsdauer

Die durchschnittliche Krankheitsdauer vom Beginn der Symptome bis zum Tod der Erkrankten liegt laut Weyerer (2005, S. 15) zwischen 4,7 und 7 Jahren.

Demenz bei Parkinsonkrankheit / Lewy-Körperchen-Demenz

Etwa 20 % aller Demenzen werden im Zuge der Parkinsonkrankheit und als „Demenzen mit Lewy-Körperchen" diagnostiziert. Diese charakteristischen Strukturen werden histologisch in bestimmten Gehirnregionen, dem Neokortex, dem limbischen Kortex, den Basalganglien und dem Hirnstamm, nachgewiesen. Diese Demenz tritt bei Männern doppelt so häufig auf wie bei Frauen. Die Krankheitsprogression verläuft schneller als bei der Alzheimerdemenz. Neben den kognitiven Störungen liegen ebenso visuelle Halluzinationen, Parkinsonsymptome und Aufmerksamkeitsfluktuationen vor. Letzte treten durch eine schwankende geistige Verfassung zutage. Die Patienten und Patientinnen wirken einmal hellwach und aktiv, dann wieder in sich gekehrt, verwirrt und orientierungslos. Die Diagnose unterstützende Merkmale sind Stürze und flüchtige Bewusstseinsstörungen (Berlit, 2007, S. 221–222; Hirsch, 2009, 317–318).

Creutzfeldt-Jakob-Demenz

Bei der Creutzfeldt-Jakob-Demenz handelt es sich um eine progrediente Demenz mit vielfältigen neurologischen Symptomen als Folge spezifischer neuropathischer Veränderungen, die vermutlich durch ein übertragbares Agens verursacht werden. Die Erkrankung kann in jedem Lebensalter auftreten und führt innerhalb von ein bis zwei Jahren zum Tode (Falk, 2015, S. 58).

Diagnostik

Vergesslich oder dement?

Dass ein alter Mensch gelegentlich einen Namen oder eine Ortsbezeichnung vergisst, ist Ausdruck des natürlichen Alterungsprozesses, weil das Gehirn nicht mehr so zuverlässig speichert wie bisher. Doch wenn eine Person regelmäßig Wichtiges vergisst und dieses auch dann nicht erinnert, wenn ein Sachverhalt durch jemand anderen in Erinnerung gerufen wird, weist dies auf eine demenzielle Erkrankung hin. Abrupte Verschlechterungen der Befindlichkeit von an Morbus Alzheimer erkrankten Menschen sind nicht zu erwarten. Sollten sie dennoch auftreten, sind diese in der Regel mit anderen Krankheiten assoziiert, was die Bedeutung von differenzialdiagnostischen Untersuchungen unterstreicht.

Eine erste diagnostische Einschätzung unternehmen üblicherweise Hausärzte und Hausärztinnen. Da sie in der Regel Mediziner/-innen des Vertrauens sind, haben die Betroffenen ihnen gegenüber weniger Hemmungen, sich offen mitzuteilen. Jedoch ist die alleinige Erfassung subjektiver Gedächtnislücken kein geeigneter Indikator für eine kompetente Diagnostik. Eine umfassende und eindeutige Demenzdiagnostik erfolgt durch Fachärzte und -ärztinnen für Neurologie oder Psychiatrie. In einem *ersten Diagnoseschritt* wird mit den Patientinnen und Patienten und deren Angehörigen bzw. Vertrauenspersonen ein ausführliches Gespräch über die subjektive Befindlichkeit und wahrgenommene Symptome geführt. Danach erfolgt in einem *zweiten Schritt* eine differenzialdiagnostische Abklärung, um mögliche andere Krankheitsursachen, die einer vermuteten Demenz zugrunde liegen können und einer Demenz ähnliche Symptome bzw. Symptomenkomplexe aufweisen, auszuschließen. Beispielhaft sei hier der „TFDD"-Test zur Früherkennung von Demenz, in Abgrenzung zu einer Depression, genannt. Der *dritte Diagnoseschritt* begibt sich auf der molekularen Ebene auf die Suche nach Biomarkern[6]. So geben das Beta-Amyloid und das Auftreten von Tau-Proteinen Hinweise auf eine Demenz vom Typ Morbus Alzheimer. Mittels einer Punktion des Rückenmarkskanals, diese wird auch als Lumbal- oder Liquorpunktion bezeichnet, wird die Gehirn-Rückenmark-Flüssigkeit, der „Liquor", gewonnen und untersucht.

Die nun beschriebene Studie unterlegt die Bedeutsamkeit einer sorgfältigen Differenzialdiagnose. Die Untersuchung von 1000 Patienten und Patientinnen mit Verdacht auf eine Gedächtnisstörung an der Memory Clinic Essen ergab, dass nur die Hälfte der Studienteilnehmer/-innen tatsächlich an einer demenziellen Erkrankung litt, davon annähernd die Hälfte an einer Alzheimer-Demenz, 31 % an einer vaskulären Demenz und 10 % an einer Mischform. Bemerkenswert war die übrige Verteilung, wonach 31,4 % unter einer anderen psychischen Erkrankung, etwa an einer affektiven Störung oder Persönlichkeitsstörung, litten, welche mittels Psychotherapie behandelbar war. „So schlimm es ist, eine demenzielle Entwicklung gerade im Frühstadium zu übersehen, so

---

[6] Ein Biomarker ist ein biologisches Merkmal, das auf eine bestimmte Krankheit hinweist.

katastrophal kann es für den Einzelnen und seine Angehörigen sein, wenn fälschlicherweise von einer Demenzerkrankung ausgegangen wird, obwohl der Symptomatik eigentlich eine behandelbare psychische oder internistische Störung zugrunde liegt" (Heuft et al., 2006, S. 183).

Mathilda erzählt ...

> *„Nicht Sie werden verrückt, sondern Ihre Krankheit ist schuld, dass Sie sich jetzt so fühlen"* (Saunders, 1993, S. 112).

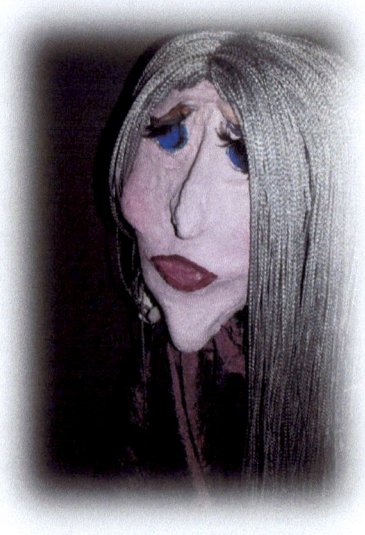

Mathilda öffnete den Kühlschrank. Dort lag ihre Lesebrille. *„Das passierte mehrmals hintereinander. Ich war irritiert und alarmiert."* Jeder von uns kennt die Erfahrung, zielstrebig in einen Raum zu gehen. Dort angekommen, Ahnungslosigkeit: Weshalb war man dorthin gegangen? Dass es ein Handlungsziel gab, ist gewiss, nicht jedoch, welches. Konstantin erzählte, dass er sich wiederholt an fremden Orten vorfand. *„Trotz Nachdenkens darüber, wie und weshalb ich dorthin gekommen war, fand ich keine schlüssigen Antworten."* Er erlebte dies beängstigend und aufwühlend. Vor allem der nur mühsam gefundene Heimweg nährte den Verdacht einer beginnenden Demenz. Anna konnte abends nicht einschlafen. Zeitweilig erinnerte sie die Namen ihrer Freundinnen nicht: *„War ich vergesslich oder gar dement?"* Eine andere Patientin erzählte vom anfänglichen *„Verlieren von Worten"*. Zunächst interpretierte sie dies als Zeichen von Überforderung, vor allem dann, wenn sie die Enkelkinder beaufsichtigte. Öfter als sonst fühlte sie sich müde, auch erschöpft. Dass ihr die Worte zu einem späteren Zeitpunkt „*wie von selbst*" wieder einfielen, bestärkte sie in der Annahme, nur überlastet gewesen zu sein.

Sich in einer chronischen Belastungssituation zu befinden, der Mangel an Flüssigkeit und Vitalstoffen, fehlende Zeit für Bewegung an der frischen Luft oder ungenügend Schlaf werden oftmals als mögliche Ursachen für Vergesslichkeit vermutet und salopp als „Aussetzer" bezeichnet. Trotz der Sorge, eventuell an einer Demenz erkrankt zu sein, werden voreilige Schlüsse gemieden oder allenfalls mit schwarzem Humor bagatellisiert. Bei jeder weiteren kognitiven Auffälligkeit tritt jedoch erneut Krankheitsangst in den Vordergrund.

Mathilda: „*Ich begann bei Wortlücken die peinliche Situation durch Räuspern oder Husten zu überbrücken, hoffend, dass meine Wortlosrhetorik niemandem auffallen würde.*" Und: „*Erst nachdem ich mich dem Kollegen meines Mannes das zweite Mal vorstellte, bestätigte mir sein Blick, dass etwas nicht stimmte, denn er war irritiert. Doch niemand sagte mir, was eigentlich los war.*"

Die kognitiven Veränderungen könnten im Freundes- und Bekanntenkreis auffallen und der Intellekt in Frage gestellt werden. Die Betroffenen fühlen Beschämung, meiden verständlicherweise Auftritte in der Öffentlichkeit und ziehen sich vom sozialen Umfeld zurück. Erweist sich die Ursachensuche einer Vergesslichkeit unergiebig und bleibt das Vergessen bestehen, motiviert dies die Betroffenen, sich einer nahestehenden Person anzuvertrauen.

Die ersten Symptome irritieren die gesamte Familie

Sohn Berthold erzählte von der „*stets charakterfesten, dynamischen Persönlichkeit*" seiner Mutter, welche sich im Zuge einer Alzheimerdemenz verstärkte. Es war ihr nicht möglich, sich einzugestehen, dass sie selbst durch Vergesslichkeit einen unerwünschten Zustand herbeigeführt hatte und dieser nicht durch ein Fehlverhalten von anderen Familienmitgliedern zustande gekommen war. In der Familie kam es zu Konflikten und gegenseitigen Beschuldigungen. Ebenso erfuhr die vertrauensvolle Beziehung von Katja zu ihrer Mutter Irritation, weil diese davon überzeugt war, die Tochter hätte ihr wiederholt Geld gestohlen. „*Immer öfter war ich mit ungerechtfertigten Anschuldigungen konfrontiert. Ich fühlte mich so hilflos, war gekränkt und zugleich besorgt"*, erzählte Katja. Es brauchte wohlwollende und behutsame Überzeugungsarbeit, ehe die Mutter die beeinträchtigte, realitätsnahe Wahrnehmung als krankheitswertig anerkennen konnte. Einer lautstarken, gar wütenden Affektlage kann schon nach kurzer Zeit eine traurige, verzweifelte Stimmung folgen. *„Vater regte sich furchtbar auf, nur weil Mutter zu ihm sagte, er solle eine wärmere Jacke überziehen."* Wenig später saß der Vater weinend auf der Treppe.

Linus sprach von einem *„sehr schwierigen Jahr"*. Nach einer Magnetresonanzuntersuchung des Gehirns stand der Verdacht einer Demenz im Raum. Bis zur endgültigen Diagnosestellung dauerte es noch einige weitere Monate. Seine Frau konnte sich vieles nicht mehr merken. *„Da waren ein paar Dinge, die ich auch falsch gemacht habe. Ein paar Mal habe ich die Nerven verloren und habe sie sogar angeschrien. Ich war selber so verzweifelt"*. Vor allem die Betreuung der Enkelkinder bedeutete für seine Gattin eine Überforderung. Schon nach kurzer Zeit wirkte sie hilflos. Im Laufe des darauffolgenden Jahres wurde seine Frau zudem *„immer verlorener und depressiver"*, erzählte Linus, woraufhin ein anderer Psychiater aufgesucht wurde. Erst im Rückblick auf diese Zeit und nachdem die Krankheit diagnostiziert wurde, konnte er das Erlebte einordnen.

Die Erkrankten selbst empfinden insbesondere den Beginn einer Demenzerkrankung als belastend. Hierbei kommt es zum schleichenden Übergang von einem gesunden Denkvermögen hin zu einer chronischen Verwirrtheit, einhergehend mit unüblichen Verhaltensweisen. Bis diese Eigenartigkeiten seitens der Angehörigen als krankhafte Symptome einer Demenz eingeordnet werden können und bis es zu einer diagnostischen Abklärung kommt, vergehen Wochen und Monate. Den Erkrankten sind in der Anfangsphase einer Demenz die krankhaften Veränderungen erfahrungsgemäß noch bewusst. Sie fühlen sich schwer belastet, entwickeln Zukunftsängste über das völlige Verrücktwerden, über das Zur-Last-Fallen anderer. Doch nimmt die seelische Belastung des erkrankten Menschen mit fortschreitendem Verlauf zumeist wieder ab. Die Erkrankten wirken in späteren Phasen durchaus zufrieden, vorausgesetzt, sie fühlen sich in ihrem Erleben verstanden, liebevoll begleitet, geborgen und sicher.

Psychometrische Testverfahren

Die Zielsetzung psychometrischer Testverfahren[7] liegt nach Ehrhardt und Plattner (1999) in der Schweregradeinschätzung kognitiver Störungen, im Stellen von kategorialen Diagnosen und Differenzialdiagnosen, in der Verlaufsbeschreibung, im Nachweis von Interventionseffekten und in einer detaillierten Symptomerfassung. Zumeist bestehen diese Tests aus einem Patient(inn)en-Interview und aus einem Gespräch mit einer Bezugsperson. Dabei handelt es sich um nicht invasive diagnostische Methoden. Eine zeitaufwendige, ausführliche neuropsychologische Testung empfiehlt sich insbesondere bei differenzialdiagnostisch uneindeutigen Fällen, um ein möglichst aussagekräftiges Profil der kognitiven Leistungsfähigkeit bzw. der Defizite zu erhalten (Diehl et al., 2005, S. 7–8). Aus den vielen vorliegenden Tests zur Diagnostik, Schweregradmessung und zum Verlauf einer Demenz werden nun gut validierte und in der Praxis bewährte Instrumente vorgestellt.

MMST – Mini-Mental-Status-Test

Der MMST, „Mini-Mental-Status-Test" (MMST), im Englischen „Mini-Mental-State-Examination" (MMSE), wurde 1975 von Folstein, Folstein und McHugh entwickelt. Die Güte dieses Tests ist beschränkt, weshalb dieses Screening-Instrument zur Frühdiagnostik nicht geeignet ist, sondern vielmehr zur Identifizierung bereits manifester demenztypischer kognitiver Störungen und zur syndromalen Diagnostik einer Demenzerkrankung (BMI, 2002, S. 77). Der Test dient der Beurteilung des Schweregrades einer bereits manifesten Demenzerkrankung und ermöglicht die Einschätzung des besonderen Betreuungsbedarfs und des Sturzrisikos im Rahmen der Pflegeplanung in der stationären Altenpflege (Folstein et al., 1975; Kessler & Supprian, 1991).

---

[7] Die Psychometrie ist der Wissenschaft der Psychologie zugehörig und bedient sich sogenannter psychometrischer Testverfahren, welche dem psychologischen Messen dienen.

Gemessen werden die kognitiven Leistungsbereiche Orientierung, Merkfähigkeit, Konzentration, Reproduktion, Sprache, Auffassung und die Fähigkeit zur zeichnerischen Wiedergabe. Die Betroffenen sollen über Ort, Zeit und Situation Auskunft geben, sich drei Worte merken und diese zeitverzögert wiederholen. Sie werden weiters dazu angehalten, zu rechnen bzw. rückwärts zu buchstabieren, Gegenstände zu benennen, Worte nachzusprechen, zu schreiben und eine komplexe, zweidimensionale Figur abzuzeichnen. Insgesamt beinhaltet dieser international verwendete Test 11 Fragestellungen. Der Test hat Interviewcharakter und dauert 10 bis 15 Minuten.

Die höchste zu erreichende Punktzahl bei diesem Test beträgt 30. Geistig aktive alte Menschen erreichen üblicherweise etwa 28 Punkte. Bei weniger als 26 Punkten besteht die Indikation für eine weiterführende Diagnostik. Bei einer Alzheimerdemenz ist das Voranschreiten der Erkrankung mittels psychometrischer Testverfahren und über mehrere Jahre hinweg nachweisbar. Jedoch, so kritische Einwände, ist bei Untersuchungspersonen mit einer Punktezahl von mehr als 24 keine Unterscheidung zwischen gesunden Nichtdementen und Personen mit einer beginnenden Alzheimer-Demenz möglich (Engel, 1997, zit. n. Ehrhardt & Plattner, 1999, S. 50). Beispielsweise weisen laut Falk (2015, S. 68) die Erkrankten im MMST eine jährliche Minimierung der Gesamtpunktzahl um 3 bis 4 Punkte auf. Van Belle et al. (1990) verweisen in diesem Zusammenhang auf die ungenügende Sensitivität des Instruments, wonach es für die Erfassung von Verläufen nicht geeignet ist. Frühestens nach einem Jahr ist aus Sicht der Autoren und Autorinnen eine reliable Datenerfassung in Bezug auf die Veränderung von kognitiven Abbauprozessen möglich.

MDRS – Mattis Dementia Rating Scale

Die Mattis Dementia Rating Scale (MDRS), ein neuropsychologischer Test, dient der differenzierten Erfassung kognitiver Defizite auch in späteren Phasen der Demenz. Die MDRS umfasst fünf Subskalen:

- eine Aufmerksamkeitsskala, z. B. Wiederholen einer einfachen Zahlenfolge;

- eine Aufgabenskala, z. B. konsequente Durchführung einer Aufgabenstellung bei zeitgleichem Erfüllen einer zusätzlich gestellten Aufgabe;

- eine Skala der konstruktiven Praxie, z. B. die Fähigkeit, einfache geometrische Formen nachzuzeichnen;

- eine Konzeptualisierungs-Skala, z. B. Erkennen von Gemeinsamkeiten und Unterschieden zwischen verbalen und visuellen Stimuli;

- eine Gedächtnis-Skala, z. B. Orientierung, Erinnerungsvermögen und Erkennen (Mattis, 1976).

DemTect – Demenz-Detektions-Test

Der DemTect, zugleich ein Screening-Verfahren, ist für die Frühdiagnostik einer Demenz geeignet. Der Test gliedert sich in fünf Untertests. Gemessen werden die Leistungsbereiche Neugedächtnisbildung, mentale Flexibilität, Sprachproduktion, Aufmerksamkeit und Gedächtnisabruf (Kalbe et al., 2004). Die Untersuchungspersonen werden mit der Erfüllung der Aufgaben einer unmittelbaren Wiedergabe einer Wortliste, verbaler Flüssigkeit und Zahlenspanne sowie dem verzögerten Abruf einer zuvor präsentierten Wortliste konfrontiert (Ihl & Grass-Kapanke, 2005, S. 23).

Uhren-Zeichen-Test

Der „Uhren-Zeichen-Test", bei dem die Patientinnen und Patienten aufgefordert werden, das Zifferblatt einer Uhr und eine bestimmte Uhrzeit einzuzeichnen, kann aussagekräftig hinsichtlich des Vorliegens von kognitiven Beeinträchtigungen sein (Diehl et al., 2005, S. 7–8).

HIS – Hachinski-Ischämie-Skala

Die Ischämie-Skala (HIS) nach Hachinski et al. (1975) dient der differenzialdiagnostischen Abklärung zwischen einer sekundären Multiinfarktdemenz, auch als vaskuläre Demenz bezeichnet, und einer primären Demenz vom Alzheimertyp mittels Fremdbeurteilung. Die Kriterien der Ischämie-Skala werden wie folgt bewertet: plötzlicher Beginn der Erkrankung (2 Punkte), schrittweise

Verschlechterung (1 Punkt), wechselhafter Verlauf der Symptome (2 Punkte), nächtliche Verwirrtheit (1 Punkt), Persönlichkeit ist eher erhalten (1 Punkt), Depression (1 Punkt), somatische Beschwerden (1 Punkt), emotionale Inkontinenz (1 Punkt), anamnestische Hypertonie, Herzrhythmusstörungen (1 Punkt), anamnestische(r) Schlaganfall/-anfälle (1 Punkt), Vorliegen einer extrazerebralen Arteriosklerose (1 Punkt), neurologische Herdsymptome (2 Punkte) und neurologische Herdzeichen (2 Punkte). Bei einem Punktewert über 7 liegt mit hoher Wahrscheinlichkeit eine vaskuläre Demenz oder auch eine Mischform zwischen primärer und sekundärer Demenz vor (Falk, 2015, S. 70).

TFDD – Test zur Früherkennung von Demenz mit Depressionsabgrenzung

In etwa 50 % der Fälle ist nicht eine Alzheimerdemenz für eine leichte geistige Beeinträchtigung (mild cognitive impairment/MCI) ausschlaggebend, sondern andere Ursachen, etwa Depressionen oder hormonelle Veränderungen. Der TFDD ist ein umfangreich validierter Test, der die Früherkennung von Demenzen mit Depressionsabgrenzung intendiert. Der TFDD eignet sich für das Demenzscreening, ebenso zur Schweregradeinschätzung und Verlaufskontrolle von Demenzen (Ihl et al., 2000; Ihl & Grass-Kapanke, 2005, S. 23).

Bildgebende Verfahren

An bildgebenden Verfahren wird routinemäßig eine Craniale Computertomographie (CCT) oder eine Magnetresonanztomographie (MRT) zur Darstellung der Hirnatrophie und zum Ausschluss anderer organischer Ursachen, etwa zerebraler Tumoren oder vaskulärer Veränderungen, durchgeführt. Als Hinweis auf eine Alzheimerdemenz gelten hierbei eine generalisierte Atrophie der Hirnrinde, „Cortex", oder des Hippocampus und eine Vergrößerung der Liquorräume. Die genannten Veränderungen treten erst im späteren Verlauf der Demenz-Erkrankung auf. Im Zuge einer nuklearmedizinischen Untersuchung, der Positronen-Emissions-Tomographie (PET), kann die Abnahme der Gehirndurchblutung und des Glukoseverbrauches festgestellt werden (Wallesch & Förstl, 2005, S. 106–117).

Diagnostik laut ICD-10

In der „Internationalen statistischen Klassifikation der Krankheiten und verwandter Gesundheitsprobleme" (ICD-10[8]) wird im Kapitel V, „Psychische und Verhaltensstörungen" (F00-F09), die Demenz durch die Buchstaben-Nummern-Kombination F00-F03 codiert und wie folgt beschrieben: „Ein Syndrom als Folge einer chronischen oder fortschreitenden Krankheit des Gehirns mit Störung höherer kortikaler Funktionen einschließlich Gedächtnis, Denken, Orientierung, Auffassung, Rechnen, Lernfähigkeit, Sprache und Urteilsvermögen" (BMGF, 2017).

Die Codierung F00 bezieht sich auf die Demenz bei der Alzheimer-Krankheit, F01 beschreibt die vaskuläre Demenz, F02 steht für eine Demenz bei anderenorts klassifizierten Krankheiten und F03 bezieht sich auf eine sog. „nicht näher bezeichnete Demenz". Die nachstehende Tabelle listet die Klassifikation der Demenzen laut ICD-10, Kapitel V, F00-F03, auf (BMGF, 2017).

---

[8] Die ICD-10 ist das wichtigste Diagnoseklassifikationssystem der WHO für Medizin.

Tabelle: Klassifikation der Demenzen im ICD-10, Kapitel V, F00-F03 (BMGF, 2017).

Code, Krankheitsbezeichnung	Krankheitsbeschreibung
F00: *Demenz bei Alzheimer-Krankheit*	Eine primär degenerative zerebrale Krankheit mit unbekannter Ätiologie und charakteristischen neuropathologischen und neurochemischen Merkmalen. Sie beginnt meist schleichend und entwickelt sich langsam, aber stetig über einen Zeitraum von mehreren Jahren.
F00.0: *Demenz bei Alzheimer-Krankheit, mit frühem Beginn*	Demenz bei Alzheimer-Krankheit mit Beginn vor dem 65. Lebensjahr. Der Verlauf weist eine vergleichsweise rasche Verschlechterung auf, es bestehen deutliche und vielfältige Störungen der höheren kortikalen Funktionen.
F00.1: *Demenz bei Alzheimer-Krankheit, mit spätem Beginn*	Demenz bei Alzheimer-Krankheit mit Beginn ab dem 65. Lebensjahr, meist in den späten 70er Jahren oder danach, mit langsamer Progredienz und mit Gedächtnisstörungen als Hauptmerkmal.
F00.2: *Demenz bei Alzheimer-Krankheit, atypische oder gemischte Form*	Atypische Demenz vom Alzheimer-Typ.

F01: *Vaskuläre Demenz*	Die vaskuläre Demenz ist das Ergebnis einer Infarzierung des Gehirns als Folge einer vaskulären Krankheit, einschließlich der zerebrovaskulären Hypertonie. Die Infarkte sind meist klein, kumulieren aber in ihrer Wirkung. Der Beginn liegt gewöhnlich im späteren Lebensalter.
F01.1: *Multiinfarkt-Demenz*	Diese Demenz beginnt allmählich, nach mehreren vorübergehenden ischämischen Episoden (TIA), die eine Anhäufung von Infarkten im Hirngewebe verursachen.
F01.2: *Subkortikale vaskuläre Demenz*	Hierzu zählen Fälle mit Hypertonie in der Anamnese und ischämischen Herden im Marklager der Hemisphären. Im Gegensatz zur Demenz bei Alzheimer-Krankheit, an die das klinische Bild erinnert, ist die Hirnrinde gewöhnlich intakt.
F02: *Demenz bei andernorts klassifizierten Krankheiten*	Formen der Demenz, bei denen eine andere Ursache als die Alzheimerkrankheit oder eine zerebrovaskuläre Krankheit vorliegt oder vermutet wird. Sie kann in jedem Lebensalter auftreten, selten jedoch im höheren Alter.
F02.0: *Demenz bei Pick-Krankheit*	Eine progrediente Demenz mit Beginn im mittleren Lebensalter, charakterisiert durch frühe, langsam fortschreitende Persönlichkeitsänderung und Verlust sozialer Fähigkeiten. Die Krankheit ist gefolgt von Beeinträchtigungen von

	Intellekt, Gedächtnis und Sprachfunktionen mit Apathie, Euphorie und gelegentlich auch extrapyramidalen Phänomenen.
F02.1: *Demenz bei Creutzfeldt-Jakob-Krankheit*	Eine progrediente Demenz mit vielfältigen neurologischen Symptomen als Folge spezifischer neuropathologischer Veränderungen, die vermutlich durch ein übertragbares Agens verursacht werden. Beginn gewöhnlich im mittleren oder höheren Lebensalter, Auftreten jedoch in jedem Erwachsenenalter möglich. Der Verlauf ist subakut und führt innerhalb von ein bis zwei Jahren zum Tode.
F02.2: *Demenz bei Chorea Huntington*	Eine Demenz, die im Rahmen einer ausgeprägten Hirndegeneration auftritt. Die Störung ist autosomal dominant[9] erblich. Die Symptomatik beginnt typischerweise im dritten und vierten Lebensjahrzehnt. Bei langsamer Progredienz führt die Krankheit meist innerhalb von 10-15 Jahren zum Tode.
F02.3: *Demenz bei primärem Parkinson-Syndrom*	Eine Demenz, die sich im Verlauf einer Parkinson-Krankheit entwickelt. Bisher konnten allerdings noch keine charakteristischen klinischen Merkmale beschrieben werden.

---

[9] Bei einem autosomal dominanten Erbgang braucht man nur eine Kopie eines veränderten Gens zu erben, um von einer genetisch bedingten Störung oder Erkrankung mit 50%iger Wahrscheinlichkeit betroffen zu sein (Genetic-Alliance UK, 2008, S. 8).

F02.4: *Demenz bei HIV-Krankheit (Humane Immundefizienz-Viruskrankheit)*	Eine Demenz, die sich im Verlauf einer HIV-Krankheit entwickelt, ohne gleichzeitige andere Krankheit oder Störung, die das klinische Bild erklären könnte.
F02.8: *Demenz bei andernorts klassifizierten Krankheitsbildern*	Demenz z.B. bei Epilepsie, Hyperkalzämie, Hypothyreose, Intoxikationen, Lewy-Körper-Krankheit, Multipler Sklerose, systemischem Lupus erythematodes, Urämie oder Vitamin-B-12-Mangel.
F10.6: *Amnestisches Syndrom*	Das Syndrom geht mit einer ausgeprägten andauernden Beeinträchtigung des Kurz- und Langzeitgedächtnisses einher. Das Immediatgedächtnis[10] ist gewöhnlich erhalten, und das Kurzzeitgedächtnis ist mehr gestört als das Langzeitgedächtnis. Die Störungen des Zeitgefühls [...] sind meist deutlich, ebenso wie die Lernschwierigkeiten. Konfabulationen[11] können ausgeprägt sein, sind jedoch nicht in jedem Fall vorhanden. Andere kognitive Funktionen sind meist relativ gut erhalten, die amnestischen Störungen sind im Verhältnis zu anderen

---

[10] Das sog. „Immediatgedächtnis" wird auch als „Neugedächtnis" oder „Ultrakurzzeitgedächtnis" bezeichnet. Es speichert unmittelbar zuvor aufgenommene Sinneseindrücke und/oder intrapsychische Wahrnehmungen.
[11] Die Konfabulation ist Ausdruck einer schweren Gedächtnisstörung, bei der Erinnerungs- und Gedächtnislücken durch meist spontane Einfälle, die der/die Betroffene selbst für echte Erinnerungen hält, ausgefüllt werden. Im Gespräch fallen dabei wechselnde Schilderungen zurückliegender Geschehnisse oder voneinander abweichende Antworten auf dieselbe Frage auf (Pschyrembel, 2019).

	Beeinträchtigungen besonders ausgeprägt.
G31.8: *Lewi-Körper-Demenz*	Diese Form der Demenz findet sich im Kapitel VI der ICD-10 unter G00-G99, das sind die Krankheiten des Nervensystems.

Frühzeitige Diagnostik - Vorteile

Da zum Zeitpunkt der Diagnosestellung einer Demenz die zugrundeliegenden pathologischen Veränderungen im Gehirn bereits seit Jahren bestehen, kann nur von einer „bedingten Frühdiagnostik" gesprochen werden. Wenn auch eine Diagnose in der präklinischen Phase schwierig ist, also vor Auftreten der ersten Symptome, so bietet eine Früherkennung den Betroffenen dennoch Vorteile.

Prävention von Verletzungen

Je früher eine Demenz diagnostiziert wird, desto eher können präventive bzw. unterstützende Maßnahmen im Umgang mit der Erkrankung eingeleitet, Unfallrisiken beseitigt und schwere Verletzungen vermieden werden.

Differenzialdiagnostik

Eine durch evidenzbasierte Testverfahren gesicherte Diagnostik klärt zunächst differenzialdiagnostisch, ob den Gedächtniseinbußen eventuell andere Ursachen, welche nicht einer Demenz zuzuordnen sind, zugrunde liegen. Demnach könnten auch stoffwechselbedingte Erkrankungen, etwa eine Hypothyreose[12], Diabetes mellitus oder ein Vitamin-B12-Mangel, demenzähnliche Symptome aufweisen. Diese Erkrankungen könnten durch entsprechende Therapien erfolgreich behandelt, gar geheilt werden.

---

[12] Hypothyreose bezeichnet eine Schilddrüsenunterfunktion.

Prävention von Mangel-, Fehlernährung und Pneumonie

Die Deutsche Gesellschaft für Allgemein- und Familienmedizin (2008, S. 16) begründet die Notwendigkeit einer möglichst frühen Diagnostik auch dadurch, dass Erkrankte dem Risiko einer Mangel- und Fehlernährung unterliegen. Ebenso sind sie immunabwehrgeschwächt und gefährdet, an einer Pneumonie zu erkranken.

Optimierung der medikamentösen Therapie

Weiters kann bei einer frühen Demenzabklärung eine bereits laufende medikamentöse Therapie hinsichtlich ihrer Wirkungen und Nebenwirkungen auf eine Demenz überprüft und gegebenenfalls adaptiert werden. Zu bedenken ist, dass etliche Medikamente eine Demenzsymptomatik jedoch verschlechtern können. Wenn auch die Wirkung von Antidementiva noch unbefriedigend ist, so verzögern die aktuell zur Verfügung stehenden Medikamente nachweislich dann den Krankheitsfortschritt, wenn noch möglichst viel Hirnsubstanz vorhanden ist (Ihl, 2002).

Befriedung familiärer Spannungen

Eine frühe Diagnostik, auch wenn das Ergebnis gefürchtet wird, entlastet von einem mehrwöchigen oder gar bereits seit Monaten bestehenden Krankheitsverdacht und schafft die längst herbeigesehnte Gewissheit. Bei einem noch nicht bestätigten Demenzverdacht berichten Betroffene und Angehörige von schlaflosen Nächten, innerer Unruhe und diffuser Angst. Das Bemühen, kognitive Defizite zu verharmlosen und zu verleugnen, bindet erhebliche Energien und wirkt auf Dauer erschöpfend auf alle direkt und indirekt Betroffenen. Erfahrungsgemäß berichten Menschen, die mit der Diagnose einer Demenz konfrontiert wurden und nachdem die ersten Trauerreaktionen zum Ausdruck kamen, von einem subjektiven Gefühl der Erleichterung, da sie nun die Rolle der Kranken einnehmen können. Die Diagnose klärt im Nachhinein vorausgegangene Konfliktsituationen und vermag intrafamiliäre Spannungen aufzulösen. Bis diese in einem ursächlichen Zusammenhang mit der Erkrankung eingeschätzt und schließlich diagnostiziert werden, vergehen oftmals viele Monate. „Wir sind dir nicht wichtig genug, weil du uns vergisst." Auf Schuldzuweisungen wie diese kann nach der Diagnosestellung augenblicklich verzichtet werden. Fragwürdige und konfliktauslösende Verhaltensweisen, welche irrtümlich als gezielte Bösartigkeit der Erkrankten fehlinterpretiert wurden, können dann in Bezug zur Demenz verstanden und entsprechend gedeutet werden. Versöhnung kann ausgesprochen und Unterstützung angeboten werden.

Zukunftsplanung

Durch Frühdiagnostik erhöht sich für Betroffene weiters die Möglichkeit, ihre Zukunft selber zu planen und relevante Entscheidungen in Bezug auf existenzielle Lebensfragen noch weitgehend selbstbestimmt treffen zu können. Die frühe Diagnose bietet vor allem die Basis für eine umfassende Beratung der Erkrankten und ihrer Familien, beispielsweise über die Krankheit und ihren Verlauf, über medikamentöse und nicht medikamentöse Behandlungsformen, weiters über Hinweise zu einer möglichst langen und weitgehend selbstständigen Alltagsgestaltung. Betroffene können sich in Ruhe über Betreuungsangebote sowohl im häuslichen als auch im (teil-)stationären Bereich informieren und ihren Willen darüber, wo und von wem sie künftig betreut bzw. im fortgeschrittenen Stadium der Erkrankung gepflegt werden möchten, entwickeln und festlegen. Sie können rechtlich verankerte Formen der Willenserklärung, eine Vorsorge-, Betreuungsvollmacht oder eine Patientenverfügung verfassen und vertraute Personen in die Zukunftsplanung einbinden, indem sie eine Form der Erwachsenenvertretung gemäß Erwachsenenschutzgesetz (ErwSchG, 2017) wählen. Beispielsweise kommt die sog. „selbstgewählte Erwachsenenvertretung" auch bei geminderter Entscheidungsfähigkeit, etwa im Zuge einer Demenzerkrankung, zum Einsatz (BMI Justiz, 2019). Erforderlich ist hierfür ein in den Grundzügen vorhandenes Verständnis über Bedeutung und Folgen einer Bevollmächtigung. Die Vertretungsbefugnis der selbstgewählten Erwachsenenvertretung tritt sofort in Kraft und kann jederzeit widerrufen werden (§ 264 ErwSchG, 2017).

Psychohygiene

Viele Betroffene nutzen diverse Internetforen, um mit anderen an Demenz erkrankten Menschen in Kontakt zu treten oder sich über Gruppentreffen von Menschen mit Demenz zu informieren. Entsprechende Angebote sollten auch von An- und Zugehörigen zeitgerecht genutzt werden, da sie vor allem präventiven Charakter in Bezug auf die eigene Psychohygiene haben, etwa im Hinblick auf die rechte Balance zwischen Geben und Empfangen oder im Hinblick auf die Notwendigkeit regelmäßiger Erholungsphasen.

Sylvia erzählt …

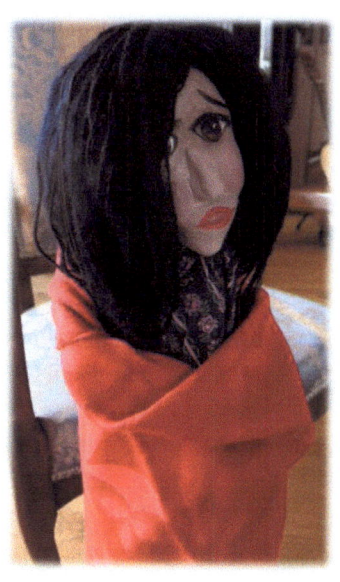

Die ehemals und stets selbstständige Sylvia erzählte: *„Ich konnte zunächst mit niemanden über den Krankheitsverdacht sprechen. All die Fragen hätten mich nur noch mehr aufgewühlt und ich wollte ja niemanden unnötigerweise belasten".*

Dass Sylvia sich mit ihrer Sorge niemandem anvertraute, entsprach ihrer Persönlichkeit. Es war ihr bedeutsam, sich mit wichtigen Fragen zunächst selber zu befassen und Lösungen nach Möglichkeit alleine anzustreben.

Also suchte sie einen Arzt ihres Vertrauens auf, in der Hoffnung, ihr Krankheitsverdacht könnte sich entkräften.

Erst nachdem eine Demenz diagnostiziert wurde und sie den ersten Trauerschmerz zugelassen hatte, holte sie ihre nahen Bezugspersonen herbei, um ihnen von der Diagnose zu erzählen. Wenn auch das Sich-Mitteilen gegenüber Familie und engen Freunden von tiefer Betroffenheit und Trauer begleitet war, so stärkte es doch das Gefühl des Zusammenhalts, und die Bereitschaft zur gegenseitigen

Unterstützung innerhalb der Familie wurde zugesagt. Das Erleben von Gemeinschaft ist eine höchst bedeutsame Ressource für alle, die von der Diagnose direkt oder indirekt betroffen sind. Die Familie dankte Sylvia dafür, dass sie sich ihnen wahrhaftig und vertrauensvoll mitgeteilt hatte.

Psychotherapie

Anliegen und Themen

Die Diagnose ertragen

Eine Demenzdiagnose erschüttert zunächst die unmittelbar Betroffenen, das familiäre und soziale Umfeld, die personale Integrität. Die Zukunftsperspektiven trüben sich ein. Es braucht Tage und Wochen, um diese Diagnose zu realisieren. Gespräche kreisen überwiegend über das Unvermögen des Begreifens dieser Lebenswende. Da der Vorausblick noch unerträglich ist, wird über all jene Situationen gesprochen, die, im Rückblick, bereits auf eine Demenzerkrankung hingewiesen haben und sich nun einordnen lassen. Aus Mitgefühl werden oftmals seitens der Angehörigen in der Phase der Diagnosestellung gegenüber den Erkrankten Zusagen und Versprechen erteilt, die jedoch mit Fortschritt der Erkrankung nicht im vollen Umfang realisierbar sind. Wie sich eine Krankheit entwickelt und welche Möglichkeiten und Grenzen sich eröffnen, ist anfänglich nur vage einschätzbar, da jeder Krankheitsprozess dennoch individuell verläuft. Ob die Pflege zu Hause und durch Angehörige über den gesamten Krankheitsverlauf hinweg durchgeführt werden kann, ist ebenso unsicher, vor allem dann, wenn Angehörige mit einer über 24 Stunden währenden Betreuung und Pflege noch keine Erfahrung haben, oder wenn sie nicht über die körperlichen und psychischen Voraussetzungen für die Übernahme oder Mitwirkung an einem Pflegeprozess verfügen.

Gut gemeinte Verschonungsstrategien achtsam thematisieren und wandeln

Mit steigendem Krankheitsfortschritt und wenn der Betreuungs-, Pflege- und Zeitaufwand zunimmt, erfahren Angehörige oftmals eine erhebliche seelische und/oder körperliche Erschöpfung. Begünstigt wird diese Entwicklung beispielhaft dann, wenn es beidseitig zum Verschonen, gewiss in bester Absicht und um unnötiges Leid zu meiden, kommt.

Das offene Gespräch erleichtert das Abwägen von Zumutbarkeit

Einer an Demenz erkrankten 60-jährigen Frau und Künstlerin war es nicht mehr möglich, eine Vernissage in ihrem eigenen Atelier zu eröffnen. Nur noch selten saß sie malend an der Staffelei, weil sie rasch ermüdete. Würde sie nur als Zuhörende teilnehmen, wäre sie plötzlich Gästin im eigenen Reich, dachte ihr Bruder. Sollte er ihr dennoch anbieten, sie zur Vernissage zu begleiten? Möglicherweise, so sein Gedankengang, würde seine Schwester dann noch mehr seelisches Leid erfahren, weil sie mit dem schmerzlichen Verlust der schwindenden Selbstständigkeit und Sprechfähigkeit schonungslos in Berührung käme. Sein eigentliches Ansinnen wäre es gewesen, seiner Schwester durch die Teilnahme an der Vernissage Freude zu bereiten. Die Schwester ihrerseits hielt sich mit ihrem Bedürfnis gegenüber dem Bruder ebenfalls zurück. Sie wollte ihn nicht mit ihren Tränen, die vielleicht spontan geflossen wären, belasten. Im Rahmen des therapeutischen Settings konnten beide ihre Gedanken, Sorgen und Bedürfnisse äußern. Als Therapeutin habe ich keinerlei Vorgeschichte mit meinen Klienten und Klientinnen, was das Unterbrechen von hinderlichen Kommunikationsweisen ermöglicht und sich dann neue Wege des Miteinanders wie von selbst erschließen. Schließlich entschieden sich die beiden, die Veranstaltung gemeinsam zu besuchen. In einer unserer nächsten Stunden erzählte der Bruder *„Währenddessen schien Hanna jeden Augenblick zu genießen, wenn auch die vielen Menschen und die rasch wechselnden Gesprächspartner/-innen sie zeitweilig verunsicherten".* Hanna bestätigte und dankte ihrem Bruder für seine

Begleitung zur Vernissage. Abends und wieder zu Hause, war sie müde, auch traurig. *„Ja, es ist für mich auch ein großer Abschied".*

Unterstützung im Zulassen von professioneller Hilfe

Überlastung erleben betreuende Angehörige auch dann, wenn sie lediglich eine ungenügende oder gar keine Einbindung von unterstützenden Personen oder Organisationen zulassen können. Chronische Überforderung, etwa aufgrund des Unvermögens Unterstützungsangebote anzunehmen, kann einem liebevollen und empathischen Miteinander entgegenstehen. Betreuende verhalten sich unter Druck ungehalten und fern ihrer eigentlichen und gut gemeinten Absichten. Anzeichen von Überlastung sind beispielsweise die gereizte Stimmung, der barsche Tonfall oder der zynische Wortlaut. Das Seitwärtsdrehen der bettlägerigen Erkrankten erfolgt unsanft, dabei ihre Arme viel zu fest umgreifend, weil sie die Inkontinenzversorgung schon wieder vom Intimbereich abstreiften, trotz der wiederholt geäußerten und belehrenden Ermahnung, dies zu unterlassen. Nun ist das Bett harndurchtränkt, was vielleicht das Auswechseln der Bettdecke erforderlich macht. Vielleicht durchströmt der Geruch von Harn und Stuhl das Wohnzimmer, das längst zu einem Krankenzimmer geworden ist.

Quälende Schuldgefühle

Betreuende Angehörige leiden an ihren Reaktionen gegenüber den Erkrankten, im Zuge von Überlastung. Sie erleben hartnäckige Schuldgefühle, etwa weil ein zuvor erteilter Vorsatz oder ein Versprechen nicht eingehalten wurde. Die Ehefrau eines an Demenz erkrankten Mannes schämte sich alleinig für den Gedanken an die Einbindung einer Pflegeperson bzw. an die spätere Übersiedelung in eine Pflegeeinrichtung. Psychotherapie unterstützt die Entfaltung der Fähigkeit, Hilfe anderer anzunehmen. Im Rahmen von Psychotherapie können die gut und ernst gemeinten Absichten aller gewürdigt und vermeintlich Beschämendes kann realitätsnah besprochen werden.

Realitätsnahe Auseinandersetzung mit der Krankheit

All das, was den Betroffenen verwirklichungs*würdig* erscheint, bedarf einer realitätsnahen Auseinandersetzung, vor allem im Hinblick auf das Verwirklichungs*mögliche,* unter den aktuellen Lebensumständen. Denn wie sollte ein 75-jähriger Mann, selbst unterstützungsbedürftig, die Betreuung und Pflege seiner an Demenz erkrankten und motorisch unruhigen Frau über 24 Stunden hinweg gewährleisten können? Der ungestörte Schlaf, eine wichtige Quelle der Erholung, wäre nachts nur noch selten möglich. Die alleinige Durchführung von Betreuung und Pflege, ohne der organisierten und kompetenten Unterstützung durch Fachkräfte, würde seine Kraft verzehren. Doch nicht nur das Alter der Betreuenden bedeutet eine Grenze in der Betreuung und Pflege der Erkrankten. Die Weise, wie Menschen miteinander gelebt und welche Beziehungsdynamiken sie entwickelt haben, ist ebenfalls berücksichtigungswürdig. War es ein Paar beispielsweise gewohnt, nur wenig Zeit miteinander zu verbringen, so kann die rasch anflutende Zeit der Gemeinsamkeit, der räumlichen und körperlichen Nähe, für beide Partner erdrückend wirken und zu einer angespannten Stimmung führen. Es gilt zeitgerecht nicht nur über die Grenzen des persönlich Leistbaren und den rechten Umgang damit zu sprechen, sondern auch über die Möglichkeiten der gegenseitigen Unterstützung innerhalb der Familie, im Freundeskreis, vielleicht auch in der Nachbarschaft.

Umgang mit der Erkrankung

Dem Gefühl, der Erkrankung hilflos als Opfer ausgeliefert zu sein, kann im Rahmen eines psychotherapeutischen Prozesses Einhalt geboten werden. Selbst in schwersten Lebenssituationen bietet das Leben Freiräume, welche es zu gestalten gilt, beispielsweise durch das Erlernen anderer Verhaltens-, Kommunikations- und Begegnungsweisen und/oder indem eine Haltung, die vor allem die Ressourcen der Betroffenen im Blick behält, entwickelt wird. Auch der Verwirklichung von Erlebenswerten wie Geborgenheit und Liebe, Gemeinschaft und Freude, abseits jeglichen Erfüllungsanspruchs, kann Lebenszeit gewidmet werden. Einige meiner Klienten und Klientinnen hatten es verlernt, an einem See zu verweilen, die

Schönheit und Ruhe der Pflanzen- und Tierwelt auf sich wirken zu lassen. Gemeinsam forschen Therapeut/-innen, Erkrankte und Angehörige nach dem größten gemeinsamen Nenner: was die Betroffenen für sich als zumutbar und sinnstiftend empfinden, was innerhalb der von der strukturellen Hirnschädigung gesetzten Grenzen möglich und was aus therapeutischer Sicht notwendig und sinnstiftend wäre. Gewiss bedeutet dies oftmals eine Gratwanderung zwischen der Akzeptanz unvermeidbarer Abhängigkeiten und der freien Wahl der Einstellung zu den Dingen.

Auseinandersetzung mit der Endlichkeit

Nicht zuletzt kommen die letzten Fragen zur Sprache, die persönlichen Erfahrungen und Einstellungen im Hinblick auf den menschlichen Tod. Es gilt, dem Raum zu geben, woran wir glauben, worauf wir hoffen und was uns Menschen im Eigentlichen trägt, denn *„Was am Ende eines Menschenlebens zählt, ist das Sinnvolle unter dem Verwirklichten, das Gute unter dem Gewählten, ist das Schöne unter dem Erlebten, ist das Tapfere unter dem Erlittenen, ist das einer Ewigkeit Würdige, das in die Ewigkeit hineingerettet worden ist"* (Lukas, 2004, S. 43).

Ziele und Wege

Entwicklung eines Gesamtverständnisses für die Erkrankung, mit dem Blick auf Grenzen und Möglichkeiten

Gemäß § 1 Abs. 1 des Psychotherapiegesetzes wird seitens der Psychotherapeuten und -therapeutinnen das Ziel intendiert, „[...] bestehende Symptome zu mildern oder zu beseitigen, gestörte Verhaltensweisen und Einstellungen zu ändern und die Reifung, Entwicklung und Gesundheit des Behandelten zu fördern" (PthG, 1990). Bedeutsam sind die Erhaltung bzw. Verbesserung der subjektiven Lebensqualität und des Selbstwertgefühls der Erkrankten und ihrer Angehörigen über die gesamte Krankheitsdauer hinweg. Das psychotherapeutische Ziel liegt darin, das absolute Novum eines Menschen zur Entfaltung zu bringen, auch in einem Leben mit Demenz. Die Sorgen, Ängste und Nöte der Betroffenen sind vielfältig und zudem belastet durch eine Vielfalt an negativen Assoziationen.

Erkrankte, Angehörige und emotional nahestehende Personen erfahren im Zuge einer psychotherapeutischen Behandlung Unterstützung in der Entwicklung von hilfreichen Einstellungen im Umgang mit der Erkrankung, ebenso Verständnis für die vielfachen Herausforderungen, die eine Demenz mit sich bringt. Die Psychotherapie bietet einen Raum für die Begegnung, des Innehaltens und Verweilens. Achtsam und individuell begleitet, können sich die direkt und indirekt Betroffenen mit den Gefühlswelten rund um die Demenzerkrankung auseinandersetzen: mit Trauer und Wut, Ungewissheit und Angst, ebenso mit Zuversicht und Hoffnung, im Hinblick auf die aktuellen und künftigen Entwicklungen. Missverständnisse, Schuldzuweisungen und Konflikte innerhalb der Familie, welche vor der Diagnosestellung Demenz aufgetreten und noch nicht als Krankheitssymptom eingeschätzt werden konnten, werden im Rahmen von Psychotherapie einer heilsamen Versöhnung zugeführt. Psychotherapeutische Begleitung wirkt in einer jeden Phase der Erkrankung heilsam. Die an Demenz erkrankten Personen verlieren ihre Kompetenzen nicht alle gleichzeitig oder vollständig. Durch das gezielte Erarbeiten an Strategien hin zu einem möglichst langen Erhalt der Lebensaktivitäten erleben die Betroffenen Erfolge, was ihr Selbstwert- und Selbstwirksamkeitsgefühl hebt.

Demenz: „Krankheit des Schreckens"!? Hilfreiche und hinderliche Haltungen

Jene Charakteristika, welcher einer Demenz seitens der Gesellschaft erfahrungsgemäß zugeschrieben werden, verweisen auf die Inzidenz für eine „Krankheit des Schreckens" im 21. Jahrhundert. Für eine Gesellschaft, die körperlich-geistige Unversehrtheit und die Fähigkeit zur Selbstbestimmtheit idealisiert, ist eine Demenzerkrankung besonders schwer zu verkraften. Vermutlich ist dies mit ausschlaggebend für die gegenwärtig noch ungenügende Einbindung der Erkrankten und deren Angehörigen in gesellschaftliche Strukturen. Je stärker Menschen ihren Selbstwert über Leistungsfähigkeit und Körperästhetik definieren, desto abschreckender erfahren sie Themen rund um Krankheit, Sterben, Tod. Dass uns das verletzbare Leben keine bleibende Sicherheit gewährt, und jede Stunde die letzte sein kann, fordert uns heraus, Oasen der Ruhe, der Geborgenheit und des Vertrauens, trotz anhaltender Gefährdung, zu schaffen. Gerade in der *„Gratwanderung auf des Messers Schneide"* liegt die menschliche *„Berufung"*, (Feichtner & Schaffer, 2018, S. 17). Eine schwere *Aufgabe*, die eine *Gabe* in sich birgt.

Demenz wird häufig mit „Würdeverlust", „inhumanem Siechtum", „Regression ins Säuglingsstadium" bis hin zu einem „Abschied vom Ich" assoziiert. Andere bringen die Erkrankung mit gesellschaftlich inakzeptablen Affektlagen und Verhaltensweisen in Verbindung, wonach an Demenz Erkrankte aggressiv werden, enthemmt reagieren und letztlich jegliches Schamgefühl verlieren. Als enorm beängstigend wird der allmähliche Verlust kognitiv-geistiger, sozialer und kommunikativer Fähigkeiten empfunden. Eine geliebte Person oder gar man selbst könnte dement werden! Das einzigartige Wesen der Person würde durch geistigen Verfall verloren gehen. Demenz ergibt demnach eher eine düstere und negative als eine positive, von Zuversicht und Hoffnung gefärbte Bilanz. Anders als bei Krebs löst die Demenz auch jenen Gedankengang aus, der sich auf die ursprüngliche und entwürdigende Wortbedeutung bezieht, wonach Demenz „ohne Geist" bedeutet. Es war wohl diese Zuschreibung, die eine an Morbus Alzheimer erkrankte Frau sagen ließ: *„Ich wäre wohl besser dran gewesen, hätte ich Krebs bekommen statt Alzheimer."* Doch die Person hinter der Krankheit lebt, unabhängig davon, was sie wahrnehmen, ob oder wie sie sich mitteilen kann.

Krankheitszuschreibungen und ihre Bedeutung

Im Rahmen einer meiner Studien (Wöger, 2019) wurden die Einstellungen von Angehörigen zum Krankheitsbild Demenz untersucht. Ich konnte feststellen, dass jene Personen, welche bereits direkte Erfahrungen im Umgang mit an Demenz erkrankten Personen gemacht haben, neben den belastenden Symptomen und krankheitsbedingten Einschränkungen ebenso die noch vorhandenen (seelischen) und (re-)aktivierbaren Ressourcen wie Möglichkeiten einer Beziehungsgestaltung, auch in späteren Krankheitsphasen, wahrnehmen können. Obwohl die Mehrzahl der erkrankten

Elternteile meiner Interviewpartner/-innen ihre Bedürfnisse zum Zeitpunkt der Untersuchung nicht mehr verbalisieren konnten, an Affektinkontinenz und kognitiver Beeinträchtigung litten, hatten sie selbst keine Angst vor einer Demenzerkrankung und schrieben dieser durchwegs positive Attribute zu. Auch berichteten mir hochbetagte und in einem Altenheim lebende Personen, dass sie die an Demenz erkrankten Menschen täglich erleben und beobachten, beispielsweise wenn sie mit ihnen gemeinsam die Mahlzeiten einnehmen. Sofern sie ein ruhiges, verständnisvolles, auch fröhliches Umfeld vorfinden, erleben die Erkrankten trotz Demenz Freude, Lebensqualität und somit Würde. Eine alte Dame erzählte mir, wie sehr sie sich stets davor gefürchtet hatte, dass sie oder ihr Ehemann an Demenz erkranken könnten. *„Doch"*, so resümiert sie, *„Alzheimer ist nicht die Krankheit der Patienten, sondern die der Angehörigen, denn die Patienten leben ohnehin in ihrer eigenen Welt"*, und diese würden sie nicht als beängstigend erfahren. Aus ihrer Sicht sind an Demenz Erkrankte keine Leidenden, sondern nur *„in einer anderen, für sie realen Welt, Lebende"*. Ein anderer Bewohner eines Altenheimes sagte: *„Die Erkrankten sind doch nicht dumm, nur vergesslich!"* und dies bedeutet insbesondere in der Anfangsphase der Erkrankung eine Belastung, *„später wissen sie nicht mehr, dass sie nicht wissen"*. Viele der an Demenz erkrankten Menschen seien *„glücklich, je nach Phase, die sie gerade durchleben"* und belastet wären vor allem die Angehörigen, so die Erfahrungen einer anderen alten Dame, ebenfalls in einer Pflegeeinrichtung wohnend.

Krankheitszuschreibungen haben Einfluss auf die Beziehungsgestaltung zwischen den Betreuenden und den Erkrankten. Werden Sie als *„geistlose, armselige Opfer"* gesehen, wird der Blick auf das noch Heile, auf das Sich-Freuen und Leben-Wollende im Menschen verstellt. Krankheitsassoziationen wie *„Zerstörung der Person durch Verlust des Erinnerungsvermögens"*, *„Horrorkrankheit mit Kontroll- und Würdeverlust"* oder *„Vegetieren und aufs Sterben warten"* verunmöglichen lebensbejahende Zugänge fern dieses Katastrophenszenarios.

Auch ein zu hoher Erfüllungsanspruch an die Erkrankten kann auf beiden Seiten Stressreaktionen auslösen. Ein Verständnis hingegen, das sowohl die Grenzen als auch die Möglichkeiten des Menschen trotz Demenz realistisch einzuschätzen vermag, erhebt auch die Unzerstörbarkeit der Beziehungsfähigkeit, die Unverlierbarkeit der vielfältigen Ausdrucksmöglichkeiten der Liebe und all die Glücksmomente des Augenblickes ins Geistige. Letzteres spüren die Erkrankten in erbauender Weise, was bei Krankheitszuschreibungen, die von Verhängnis und Tragik durchdrungen sind, nicht möglich wäre. Eine Beziehung kann fern von Worten gestaltet und als erfüllend erfahren werden, wozu es nicht eines intakten Kognitionsvermögens bedarf. Vor allem im stillen und konzentrierten Zusammenschwingen werden glückliche Innenräume betreten, die es zudem wert sind, gegen feindliche Kräfte verteidigt zu werden, um in den Worten des französischen Philosophen Gaston Bachelard[13] (1987, S. 25) zu sprechen.

Verdrängung von Leid und Tod und die Folgen

„Du weißt nicht, wie sehr ich schreie, wo du es nicht hören kannst.

Du weißt nicht, wie zornig ich bin, wenn keiner es sehen kann.

Du weißt nicht, wie ich zusammenbreche, wenn ich alleine bin".

(Busta, 1985, S. 63).

Es gibt wohl keinen Menschen, der über das Kontinuum seines Lebens hinweg frei von leidvollen Erfahrungen bleibt. Dennoch bleibt dem überwiegenden Teil unserer Gesellschaft, vornehmlich durch Institutionalisierung von Betreuung und Pflege, der Anblick von schwer Erkrankten, und vor allem von sterbenden Menschen, verwehrt. Dadurch unterliegt auch die Auseinandersetzung mit existenziellen Themen wie Leid, Trauer und Tod der Tendenz der Verdrängung. Diese wiederum erschwert die Möglichkeit, gegenüber einem Leben, z.B. einhergehend mit einer Demenzerkrankung, trotzdem eine lebensbejahende Einstellung mittels der sog. „Trotzmacht des Geistes" zu entwickeln. Zudem vermag die Verdrängung von Themen, welche mit Ungewissheit und Angst

---

[13] Gaston Bachelard, 1884 bis 1962, war ein französischer Philosoph, der sich mit Wissenschaftstheorie und Dichtung gleichermaßen beschäftigte.

behaftet sind, die Realität der Leides- und Todesexistenz nicht zu entmachten. Lediglich die Befassung damit wird aufgeschoben.

Wir wünschen uns alle, dass wir ein Leben ohne Leid und Schmerzen haben, aber wir dürfen ja nicht, weil dies unser gemeinsamer Wunsch ist, der Versuchung erliegen, Leid und Schmerz aus dem öffentlichen Leben zu verbannen. […] Und dennoch ist es für jeden Einzelnen nicht einfach, sich mit dieser Frage auseinanderzusetzen. (Merkel[14], 2015) Weiters verweist die deutsche Bundeskanzlerin auf das Matthäus-Evangelium. Sie zitiert daraus: „Und jeder, der heute vermeintlich stark ist, kann morgen schwach sein. Und jeder, der schwach ist, kann morgen wieder anderen Kraft geben. Und dennoch ist es für jeden Einzelnen nicht einfach, sich mit dieser Frage auseinanderzusetzen" (ebd.).

Der Prozentsatz der Bevölkerung, die einen akuten, unerwarteten Tod aus völliger Gesundheit heraus erlebt, ist gering. Doch selbst wenn wir keinen plötzlichen Tod erleben und von chronischer und/oder schwerer Krankheit verschont bleiben, kommt die Zeit des Angewiesenseins auf die Unterstützung und Fürsorge durch unsere Mitmenschen mit hoher Wahrscheinlichkeit im Zuge von Alterung. Dem überwiegenden Teil unserer Gesellschaft bleibt jedoch, vornehmlich durch Institutionalisierung von Betreuung und Pflege, der Anblick von Demenzerkrankten und vor allem von den daran sterbenden Menschen verwehrt. Dadurch steigt die Tendenz einer oberflächlichen und unzureichenden Auseinandersetzung mit existenziellen Themen wie Krankheit, Umgang mit der Abhängigkeit von der Unterstützung anderer, Abschied, Trauer und Tod. Ungenutzt bleibt dann ebenso die Möglichkeit, gegenüber einem Leben mit Demenz eine konstruktive Einstellung zu entwickeln. Es gibt kaum einen Menschen, der über das Kontinuum seines Lebens hinweg von leidvollen Erfahrungen verschont bleibt.

Die Verdrängung von Themen, welche mit Ungewissheit und Angst behaftet sind, vermag die Realität der Leides- und Todesexistenz nicht zu entmachten. Lediglich die Befassung damit wird

---

[14] Angela Merkel am 19. Juni 2015: Rede vor dem Evangelischen Arbeitskreis der CDU/CSU.

aufgeschoben. Nach Anna Freud ist die Verdrängung *„nicht nur der wirksamste, sie ist auch der gefährlichste Mechanismus"* (1989, S. 40). Sie vermag zwar starke Triebregungen zu bewältigen, wogegen andere Abwehrtechniken machtlos sind, jedoch zerstört sie zugleich auch die Intaktheit der Persönlichkeit (ebd., S. 40–41). Im Unbewussten besteht die verdrängte Wunschregung weiter und entsendet in das Bewusstsein unkenntlich gemachte Ersatzbildungen in Form von Leid auslösenden Symptomen. Nach und nach werden sich bald dieselben Unlustempfindungen daran knüpfen, die die Person durch die Verdrängung erspart geglaubt hatte (Freud, 1973). Klussmann (2000, S. 21) verweist im Zuge von Verdrängung auf die Einschränkung der Realitätswahrnehmung und in weiterer Folge auf eine fehlgeleitete Urteilsbildung und Erwartungshaltung. Die Auseinandersetzung mit Leid und Tod ist für das Leben bedeutsam und existenziell. Gar verdichtet sich ein Leben im Bewusstsein der nahenden Endlichkeit. Zu diesem Thema verfasste Simone de Beauvoir einen bemerkenswerten Roman mit dem Titel „Alle Menschen sind sterblich" (De Beauvoir, 1946). Die Hauptfigur, Raymond Fosca, trinkt ein Elixier, welches ihn unsterblich macht. Anfangs war er euphorisiert und voller Tatendrang. Doch nachdem er die Fülle an Möglichkeiten erkannt hatte, erwies sich sein Dasein schon bald als Fluch. Als ein ewig Lebender entsagte er sich jedem Wagnis, was fehlende Erfolgserlebnisse und Anerkennung durch andere zur Folge hatte. Eine Frau zu lieben, war für Fosca unmöglich. Auch konnten die Frauen ihn nicht lieben. Eine sagte zu ihm: *„Ich ertrage es nicht, von Händen gestreichelt zu werden, die niemals verwesen werden."* Die Existenzphilosophin de Beauvoir hatte Zweifel an der Möglichkeit einer tiefen Liebe, wären Menschen unsterblich. Sie forschte vergeblich nach dem Sinn des Lebens, wenn es den Tod nicht gäbe. Der Romanfigur Fosca erschloss sich letztlich die Erkenntnis, dass das Leben, gerade durch seine zeitliche Begrenztheit, Wertigkeit und Würde erfährt.

An Demenz erkrankte Menschen empfinden angesichts der vorhersehbaren Krankheitsentwicklung ihr Schicksal als einen Frontalangriff auf ihre persönliche Würde. Dementgegen steht die Erfahrung, dass selbst im fortgeschrittenen Stadium einer Demenz die Würde des Menschen niemals verloren geht. Der Philosoph der

Aufklärung Immanuel Kant prägte maßgeblich das Verständnis des Würdebegriffs, wonach sich die Würde durch die Autonomie des Menschen und durch seine Fähigkeit zur moralischen Selbstgesetzgebung konstituiert: In der Metaphysik der Sitten bezeichnet Kant dies schließlich mit den Worten:

> Der Mensch im System der Natur [...] ist ein Wesen von geringer Bedeutung [...]. Allein der Mensch, als Person betrachtet, d.i. als Subjekt einer moralisch-praktischen Vernunft, ist über allen Preis erhaben, denn als ein solcher ist er [...] als Zweck an sich selbst zu schätzen, d.i. er besitzt eine Würde (einen absoluten innern Wert), wodurch er allen anderen vernünftigen Weltwesen Achtung für ihn abnötigt. (Kant, AA VI, 43–435; Kant 2014)

Im Reich der Zwecke hat alles entweder einen Preis oder eine Würde. Was einen Preis hat, an dessen Stelle kann auch etwas anderes als Äquivalent treten. Was hingegen über allen Preis erhaben ist, mithin kein Äquivalent verstattet, hat Würde, weshalb sie auch keiner Kosten-Nutzen-Rechnung unterworfen werden kann.

Dieser konzeptuelle Nucleus prägt den Würdebegriff Kants bis in die heutige Zeit. Wäre die Gesundheit des Menschen höchstes Gut, blieben Kranke frustriert. Ob gesund, ob chronisch oder terminal erkrankt, ob kognitiv beeinträchtigt oder abhängig von der Unterstützung anderer, die Würde des Menschen ist dadurch keineswegs beeinträchtigt. Menschenwürde erscheint als eine vom Menschsein untrennbare Qualität, welche dem Menschen unabhängig von speziellen Eigenschaften oder Leistungen einen allen Abwägungen enthobenen Eigenwert zuschreibt. Wesentliche Eckpfeiler von Würde sind demnach Unteilbarkeit, Unveräußerlichkeit sowie Unableitbarkeit. Menschenwürde ist unteilbar, da jeder Mensch diese Qualität ganz besitzt. Sie ist unveräußerlich, insofern es sich um einen Wert handelt, der auf nichts und niemand anderen übertragen werden kann. Er ist schließlich unableitbar, denn ein höherrangiger Wert, aus welchem die Menschenwürde abgeleitet werden könnte, ist nicht vorstellbar (Pieper, 2007, S. 12).

Aus logotherapeutischer Sicht beinhaltet die Würde keinen potentiellen Nutzwert eines Menschen für einen anderen. Hingegen meint die Würde eines Menschen seinen unverlierbaren und personalen Wert, der jedem Individuum in seiner Einzigartigkeit und Einmaligkeit innewohnt. Die Person selbst ist das Besondere am Menschen und sie ist nicht (immer) unmittelbar sichtbar. Vielmehr zeigt sie sich in der Art und Weise, *wie* sich ein Mensch zum Ausdruck bringt, *wie* er nach Wert- und Sinnverwirklichung strebt, *wie* er sich freut, *wie* er vergibt, leidet, hofft und letztendlich stirbt. Um im eigentlichen Wortsinn des lateinischen „personare" zu sprechen, *wie* es durch ihn „hindurchtönt".

Ressourcen statt Defizite

An Demenz erkrankte Menschen brauchen Begleitende, die gemeinsam mit ihnen den inneren Schatz verborgener Fähigkeiten heben und hegen! Anstatt einer defizitfokussierten Einstellung bedarf es einer ressourcenorientierten Sichtweise gegenüber den Erkrankten. Hierbei werden die noch vorhandenen Fähigkeiten in den Blick genommen und gefördert, um sie so lange wie möglich zu erhalten. Das rechte Maß, die Balancierung zwischen Über- und Unterforderung, ist über den gesamten Krankheitsprozess hinweg *not-wendend*, um den mitunter innerhalb kurzer Zeit wechselnden Bedürfnissen der Betroffenen gerecht zu werden. Schwer und terminal erkrankte Menschen haben den Wunsch, so lange wie möglich selbstbestimmt zu sein und ihren Möglichkeiten gemäß, die Aktivitäten des täglichen Lebens weitgehend selbstständig ausführen zu können. Damit sind vor allem die „kleinen" und „einfachen" alltäglichen Aktivitäten gemeint. All jene, über die Jahrzehnte nicht gesprochen wurde, weil sie so selbstverständlich waren, etwa das Ankleiden, das Zubereiten des Frühstücks oder das Erledigen von Einkäufen.

Würde man Krankheit alleinig von einem heilen Körper und Geist abhängig machen, bliebe die Vielfalt an Komponenten zur subjektiven Leidbewältigung unberücksichtigt. Schwerste Beeinträchtigungen hindern Mensch dennoch nicht daran, dem Tage das Beste abzuringen und sich beispielsweise am Morgenrot zu erfreuen oder darüber, beim Zubereiten eines Kuchenteiges mithelfen zu können. Die Fähigkeit, trotz widrigster Umstände, dann und wann wieder auf das noch Mögliche zu blicken, ist ein über alle Massen heiler, unzerstörbarer, wenn auch irritierbarer Anteil des Menschseins. So machtvoll sich das Schicksal zu gebärden vermag, nicht alles kann es beeinflussen, denn *„nicht, was uns passiert, bestimmt, ob das Wunder sich niederlässt ... mitten im Verlust seiner Möglichkeiten. Unsere liebende Nachdenklichkeit bereitet es vor, als würde sie ein singender Vogel sein. Das Lied ist allem unterlegt, darauf wartend, dass wir es erkennen"* (Feichtner & Schaffer, 2018, S. 89).

Wenn auch reduziert, so verfügen Erkrankte in allen Phasen der Demenz über körperliche, seelische, soziale und spirituelle Ressourcen und Kompetenzen. Es macht für die Patientinnen und Patienten einen erheblichen Unterschied, ob sie Unterstützung beim Ankleiden erfahren, oder ob man ihnen diese, aus Mangel an Krankheitsverständnis, Zeit und Geduld verwehrt, und ein Kleidungsstück einfach überstreift. Frau Simone vergaß, dass sie essen sollte. Zudem hatte sie wenig Appetit und die Schlafzeiten dehnten sich aus. Würde man bei ihr operativ eine künstliche Ernährungssonde anlegen und Sondennahrung verabreichen, blieben genussvolle Momente des Schmeckens und Riechens ungenutzt. Essensdüfte fördern den Appetit. Wohlschmeckendes, liebevoll angerichtet, erfreut die Betroffenen. Zudem strukturieren Mahlzeiten den Tagesablauf und schaffen Begegnungsoasen mit anderen Menschen, wodurch dem Gefühl von Isolation vorgebeugt wird. Gemäß der aktuellen Studienlage kann bei fortgeschrittener Demenz das Leben durch eine künstliche Magensonde, sog. „perkutane endoskopische Gastrostomie (PEG)", weder verlängert noch die Lebensqualität der Erkrankten verbessert werden.

Auch der Mut und die Kraft, sich auf ein Leben unter den Vorzeichen einer Demenz einzulassen und Gefühle wie Trauer und Wut auszudrücken, zeugen vom Vorhandensein psychischer Ressourcen. Der schwerkranke Wolfgang Bergmann, 1944 bis 2011, schildert in seinem Buch „Sterben lernen" eine schmerzliche Begegnung mit einer Nachbarin im Treppenhaus: *„Als sie meinen Krückstock* *bemerkt, als ich mich auf die Treppe zubewege, da geht ein Flackern von Unmut über ihr Gesicht – der da, der stört meine autistische Geschwindigkeit, den funktionierenden Ablauf des Tagesplans. Ich lasse sie höflich vorbei, sie schaut mich nicht an"* (Bergmann, 2011, S. 39). Demenz erkrankte Menschen sind auf die Geduld und Ruhe ihrer Begleiter/-innen angewiesen, um ihr Leben möglichst selbstwirksam (mit)gestalten zu können. Sie brauchen Mitmenschen, die sich auf ihre begrenzten Möglichkeiten und vor allem auf ihr Tempo einstellen können.

Wissend, dass die innere Einstellung, in der Menschen einander begegnen, um ein Vielfaches ausdrucksintensiver und wirksamer als das gesprochene Wort ist, bedarf es demnach einer steten Haltungsarbeit seitens der Betreuenden. Es gilt, die eigene Haltung zur Demenz und zu den Erkrankten zu hinterfragen: Welche Einstellung weitet die Möglichkeiten und welche schmälert sie? Welche Einstellung nährt ein freudvolles Miteinander und intensivierte Wahrnehmung des Augenblicks? Welche überhöhten Erwartungshaltungen schwächen die Gegenwartspräsenz? Welcher Voraussetzungen bedarf es, um Vertrauen und Zuversicht zu stärken und negativen Gefühlen Einhalt zu gebieten? Welche Unterstützungsangebote können genutzt werden, um einer körperlichen und psychischen Überlastung vorzubeugen? Will man der erkrankten Person als ein dem Schicksal und dem geistigen Zerfall hilflos ausgeliefertes Opfer begegnen, sie von allen Entscheidungsprozessen fernhalten? Welcher Sinn würde sich erfüllen, wenn wir beharrlich auf den Menschen blicken, der früher voller Möglichkeiten war, ehe er eine Demenzerkrankung bekam? Ohne dass ein Wort gesprochen wird, spüren die Erkrankten, wie sehr sie wahr- und ernst genommen werden, und reagieren darauf entsprechend.

All das gilt es zu reflektieren, denn Zufriedenheit und Ausdruck von Freude, die Menschen trotz Demenz und unter bestimmten Voraussetzungen dennoch erleben können, bleiben ansonsten weitgehend unbeachtet. Lukas (2004, S. 25) schreibt, dass auf Sinnloses sinnvoll reagiert werden kann! Ein Freiraum, den es unbedingt zu nutzen gilt. Die lähmende Haltung der Ohnmacht, ebenso eine zuvor angsterfüllte Einstellung, oftmals einhergehend mit Gereiztheit, könnte einer beziehungsstiftenden, personalen Begegnung weichen. Die Tür in den Raum der Möglichkeiten, etwa für ein harmonisches und liebevolles Miteinander, trotz Schicksal, trotz Demenz und trotzdem, dass es sich um eine tödlich verlaufende Erkrankung handelt, könnte in dieser Weise geöffnet werden.

Vertrautes Beibehalten

„Ich möchte so lange im Institut bleiben, solange wir es alle für vertretbar halten", so die Schauspielerin Julianne Moore im Film „Still Alice", als sie ihrem Kollegen von der Diagnose des frühen Alzheimers erzählte. Aus Sorge vor unnötigem Stress, der sich kontraproduktiv auf Alice' Befindlichkeit auswirken könnte, riet er zur sofortigen Beendigung ihrer Lehrtätigkeit, um sie keiner Blamage vor den Studierenden auszusetzen. All jene alternativen Aufgaben, die er ihr in Aussicht stellte, hätten jedoch für Alice lediglich eine sinnlose Beschäftigung bedeutet. Sie lehnte ab, fühlte sich unterfordert angesichts des gegenwärtigen Krankheitsstadiums und den kognitiven Möglichkeiten. Alle jene Interessen und Leidenschaften, für die sich die Betroffenen immer schon begeistern konnten und die sie für sinnvoll erachteten, sollten so lange wie möglich beibehalten werden: Alltagsrituale, freudvolle Aktivitäten, das Hören von vertrauten Melodien oder Radiosendungen, Vorlesen aus der Zeitung, Mittagsgebet usw. Zu balancieren ist das rechte Maß zwischen Ent- und Anspannung, zwischen Unter- und Überforderung. Und das braucht etwas Zeit. Hilfreich erweisen sich auch Gedächtnisstützen und Erinnerungshilfen. Auch unfallvermeidende Maßnahmen sollten bedacht werden.

Das Zitat des dänischen Philosophen Søren Kierkegaard, 1813 bis 1855, verdeutlicht jene Haltungen, welche Betreuende benötigen, um an Demenz erkrankte Menschen zu begleiten:

> Wenn wir beabsichtigen, einen Menschen zu einer bestimmten Stelle hinzuführen, müssen wir uns zunächst bemühen, ihn dort anzutreffen, wo er sich befindet und dort anfangen. Wenn ich jemand anderem helfen will, muss ich mehr verstehen als er, zuallererst muss ich jedoch begreifen, was er verstanden hat. Falls mir das nicht gelingt, wird mein Mehr-Verständnis für ihn keine Hilfe sein. Würde ich trotzdem mein Mehr-Verständnis durchsetzen, dürfte dies in meiner Eitelkeit begründet sein. (Kierkegaard, 1859)

„[…] ihn dort anzutreffen, wo er sich befindet und dort anfangen." (ebd.)

Unabhängig davon, in welchem Lebenskontext Menschen begleitungs- und unterstützungsbedürftig sind, bedürfen sie zuallererst eines unbedingten und empathischen Wahr- und Ernstnehmens ihrer Bedürfnisse und Verhaltensweisen, frei von Wertung, Interpretation, Erwartungs- und Erfüllungsdruck.

Ilse war hochgebildet und an einer Universität tätig. Die Demenzdiagnose bedeutet für sie und ihre Familie eine Erschütterung. Würden ihr die Angehörigen die Abnahme der Denk- und Merkfähigkeit nicht zugestehen und ihr zu anspruchsvolle Aufgaben übertragen, stünde Ilse unter Erfüllungsdruck und käme in eine leidvolle Lage.

„[…] Falls mir das nicht gelingt, wird mein Mehr-Verständnis für ihn keine Hilfe sein." (ebd.)

Ein fundiertes Wissen, etwa in Validation®, ein „Mehr-Verständnis" für die besonderen Bedürfnisse der Betroffenen, ist für Begleiter/-innen von an Demenz erkrankten Menschen voraussetzend. Jedoch würde ein noch so gut gemeintes Angebot seine Wirkung verfehlen, wenn es unter Zeitdruck oder unter fehlender Bezugnahme auf die persönliche Biographie und Sozialisation der Erkrankten zur Anwendung kommt. Ein Beziehungs- oder Unterstützungsangebot, von den Betreuenden offeriert in bester Absicht und auf Basis von „Mehr-Verständnis", bliebe angesichts einer mangelhaften bzw. fehlenden Bereitschaft, sich in die Erlebenswelt der Betroffenen einzulassen, unwirksam. Gar würde der soziale Schmerz der Einsamkeit die Innenwelt der Erkrankten mehr und mehr ausfüllen.

„[...] zuallererst muss ich jedoch begreifen, was er verstanden hat." (ebd.)

Um begreifen zu können, ... bedarf es der aufrichtigen Bereitschaft zur Begegnung mit dem Menschen vor mir, in einer Haltung der Liebe, auf Augenhöhe und in einer höchst achtsamen und umfassenden Weise.

„Würde ich trotzdem mein Mehr-Verständnis durchsetzen, dürfte dies in meiner Eitelkeit begründet sein." (Kierkegaard, 1859)

Das Recht auf Selbstbestimmung eines Menschen impliziert neben der Freiheit zur Zustimmung ebenso die Freiheit zur Ablehnung eines noch so gut gemeinten Angebotes. Bedeutsam ist, dass die Erkrankten auch dann eine fürsorgliche und empathische Betreuung erfahren, wenn sie ein Angebot zurückweisen. Andernfalls läge das Entwicklungspotenzial eher bei den Betreuenden als bei den Betroffenen und deren Angehörigen.

Das Leuchten der Würde

Ein alter Mann wandert im Foyer des Altenheimes ruhelos, tranceartig hin und her. Sein Gang ist kleinschrittig, schlurfend. Die Mimik starr, der Blick zu Boden gesenkt und bange wirkend. In monotonem Tonfall murmelt er vor sich hin, unverständlich, verwaschen. Das Hemd, benetzt mit Speiseresten. Die Hose harndurchtränkt. Fäkalienduft. *„Wer ist das?" „Weißt eh. Er war Stadtrat, hatte das Schul- und Bildungswesen inne."* Den Blicken anderer ist er ausgeliefert.

Begegnungen wie diese prägen sich ein. Nicht nur die ungepflegt anmutende äußere Erscheinung und der Kontrollverlust über Harn-

und Stuhlausscheidung bestürzt Nichtbetroffene. Ebenso schockieren Verhaltensweisen im Zuge von Affektinkontinenz, etwa Distanzlosigkeit, Abwehr, Wut, Weinen oder Lachen. All das ohne ersichtlichen Anlass.

Und es stellt sich die Frage: *Erfahren an Demenz Erkrankte ein unwürdiges Dasein!?*

„Ja", wenn es nicht möglich ist, sich in die Erlebenswelt der Erkrankten empathisch einzufühlen und eine emotionale Beziehung aufzubauen.

„Ja", wenn hinter vorgehaltener Hand über einen Menschen gesprochen wird und er keine liebevolle Einbindung in eine Gemeinschaft erfährt.

„Nein", wenn Gesundheit nicht nur als das Freisein von Krankheit verstanden wird. Trotz schwerer Krankheit ist ein inneres heiles Sein möglich, denn ein Befund entspricht nicht immer der Befindlichkeit eines Menschen.

„Nein", wenn die Person hinter der Krankheit gesehen wird, mit lebensnotwendigen Bedürfnissen nach Geborgenheit und Sicherheit, jedoch mit anderen Ausdrucksweisen.

„Nein", wenn die Gesellschaft Lebensqualität nicht nur vom unbedingten Perfektions- und Heilsanspruch abhängig machen würde.

„Nein", wenn Krankheit und Tod als dem Leben zugehörig angesehen werden.

„Nein", wenn Demenz als Chance verstanden wird, um Humanität am Du zu entfalten, der uneingeschränkten Würde der Person wegen.

Die Würde leuchtet selbst im Undenkbaren, Ungewollten und Unaussprechlichen und unsere Sprache vermag ihre Wesenhaftigkeit nicht zu fassen: *„Mir ist nichts mehr zu nehmen, darin liegt meine Stärke. Meine Nacktheit ist meine Herrlichkeit. Siehst Du das*

Leuchten meiner Würde? Und wie in einem Traum, den ich nur träume, wenn ich stark genug bin, schwach zu sein, begreife ich, ich begreife und kann nicht sagen, was" (Feichtner & Schaffer, 2018, S. 25).

Er wurde alt und vergaß
was ist.

Er wurde alt und wusste
nur noch was früher gewesen.

Er wurde alt und vergaß
was früher gewesen.

Er wurde alt und vergaß
vorgestern sich selbst.

Er wurde jung, jetzt da er
auch das Vergessen vergaß
(Marti, 2001, S. 55).

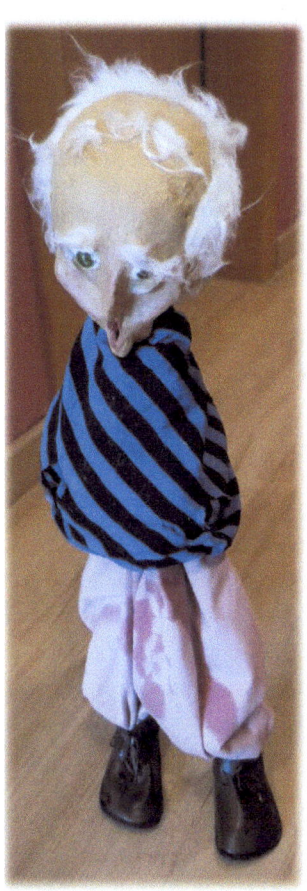

> *„Nicht Glücklichsein macht uns dankbar, sondern Dankbarsein*
> *macht uns glücklich"* (Steindl-Rast, 1988, S. 17).

Der Benediktinermönch Steindl-Rast erachtet die Dankbarkeit als eine Bedingung für Herzensfrieden und Lebensfreude. Vor allem in bedrohlichen schicksalhaften Zuwendungen fällt es schwer, eine Haltung der Dankbarkeit aufzubringen, etwa, wenn ein geliebter Mensch von einer terminalen Krankheit heimgesucht wird. Würden wir jedoch eine solche Situation als „absurd" bezeichnen, „ab-surdus" bedeutet „absolut taub", bleiben wir taub für ihren Sinngehalt, anstatt „ob-audiens", „aufmerksam horchend", zu sein. Wir können der Frage nachsinnen, wozu uns diese Lebenslage die einmalige Gelegenheit gibt. Aus dieser Perspektive können wir eher eine Haltung der Dankbarkeit einnehmen, die uns hilft, freudvolle Momente zu erleben, bewusster im Augenblick zu sein und die Möglichkeiten im Hier und Jetzt, in der Gegenwart, auszuschöpfen. Kleinigkeiten werden zu Wesentlichkeiten: das Wunder des Frühlings, die Schönheit des Abendrots, der Blick in die Augen. Vielleicht nähern wir uns in Zeiten der Stille der Frage an, was wir wirklich brauchen, anstatt dem nachzueifern, was wir alles wollen. Durch die Stille hindurch gelangen wir zur Muße, *„Ausdruck der Losgelöstheit im Hinblick auf die Zeit"* (1988, S. 18). Steindl-Rast sagt: „[...] *das Herz auf den einfachen Ruf einstimmen, der in der Vielfalt und Vielschichtigkeit einer gegebenen Situation enthalten ist"* (ebd., S. 15).

Gefühle werden niemals dement

„Liebe ist die einzige Möglichkeit, ein anderes menschliches Wesen
im innersten Kern seiner Persönlichkeit zu begreifen"
(Frankl, 2015, S. 30).

Gefühle bleiben von einer Demenzerkrankung verschont und sind von den Krankheitssymptomen lediglich überlagert. Emotionen treten sogar spontaner, intensiver und unmaskierter zutage, fern jeglicher Anpassungs- oder Kontrollmechanismen, mit denen Menschen im Zuge von Sozialisation gelernt haben, Affekte zu kontrollieren oder zu unterdrücken. Die Tochter einer, an fortgeschrittener Demenz leidenden Dame, verließ das Zimmer, während diese in Begleitung einer Pflegeperson die Toilette aufsuchte, ohne sich zuvor von ihrer Mutter zu verabschieden. Sie war der Ansicht, die Mutter würde ihr Weggehen ohnehin nicht bemerken. Doch begann die Bewohnerin daraufhin unruhig den Gang im Altenheim auf und ab zu gehen, betrat die Zimmer ihrer Mitbewohner/-innen, offensichtlich nach der Tochter suchend. Auch in Schränken und unter dem Bett suchte sie vergeblich nach ihr. Abends vor dem Teller sitzend schlief sie ein, ehe sie einen Löffel Suppe zu sich genommen hatte. Ermüdet vom Suchen nach ihrer Tochter.

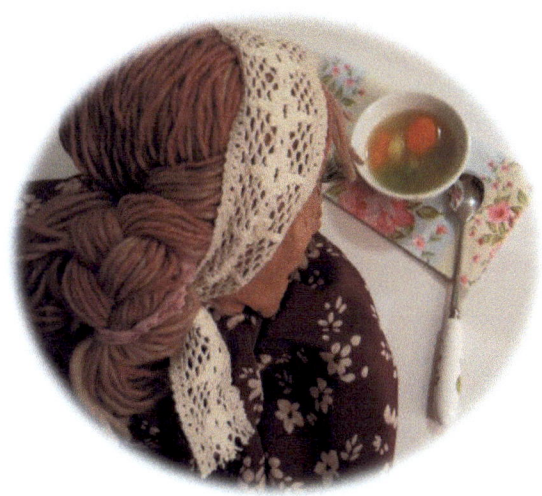

Das Ausdrucksvermögen der inneren Gefühlswelt verändert sich

Gefühle werden niemals dement! Lediglich das Ausdrucksvermögen der Erkrankten verändert sich mit Fortschreiten der Demenz. Die einen reagieren mit einem Rückzug nach innen, andere sind durch körperliche und seelische Unruhe geplagt. Sie wirken entweder niedergeschlagen oder nervös, aufgewühlt und ängstlich, weil sich mit zunehmendem Orientierungsverlust das Gefühl von Destabilisierung und Unsicherheit mehrt. Eine realitätsnahe Wahrnehmung schwindet mit dem Voranschreiten der kognitiven Beeinträchtigung. Zudem schränkt sich die verbale Äußerungsfähigkeit zunehmend ein und sie können ihre Bedürfnisse nicht mehr verständlich artikulieren. Angst, auch Panik beherrschen die Erkrankten dann, wenn ihnen beispielsweise Neues oder allzu Herausforderndes zugemutet wird und sie von ihren Vertrauenspersonen darauf nicht liebevoll und empathisch vorbereitet werden.

Die zwischenmenschlichen Beziehungen sind höchst bedeutsam

Nicht die Demenzerkrankung an sich weckt Gefühle von Demütigung, Beschämung und hilfloser Abhängigkeit bei den Erkrankten. Es sind vielmehr die zwischenmenschlichen Beziehungen, welche wenig bis gar nicht mehr gepflegt werden, in dem Irrglauben, die Erkrankten würden ihre Umwelt nicht mehr wahrnehmen. Dadurch erst erfahren die Betroffenen Einsamkeit, woran sie auch leiden. Ebenso berichten die Erkrankten von Gefühlen des *„nicht mehr Gewolltseins"*, weil Angehörige ihnen ungeduldig und wenig empathisch begegnen.

Wenn die innere Heimat schwindet – von der umhergehenden Suche nach dem Zuhause

Das ständige Gehen ist Ausdruck für die Suche nach einem neuen Zuhause, da die vertraute innere Heimat nach und nach verschwindet. Zu Beginn der Erkrankung verfügen die Betroffenen noch über einen größeren Wortschatz und können Gedächtnislücken mit Umschreibungen eine Zeit lang kompensieren. Hingegen fallen Merkdefizite bei eher wortkargen und weniger redegewandten Menschen früher auf. Eine Beruhigung der Erkrankten ist oftmals erst dann möglich, wenn eine aktive, verbale Kompensation von Erinnerungsdefiziten nicht mehr möglich ist. Erfahrungsgemäß weicht dann auch die Getriebenheit. Die Erkrankten befinden sich zu diesem Zeitpunkt mehrheitlich im dritten Stadium der Verwirrtheit nach Feil®, in jenem der sich wiederholenden Bewegungen.

Was beruhigt die Erkrankten und gebietet Respekt?

Die Erkrankten fühlen sich wohl, wenn man ihnen aktiv und mit offenen Armen entgegengeht. Einladend, herzlich und wertschätzend: *„Frau Maria, darf ich Sie auf eine Tasse Kaffee einladen?" „Herr Konrad, ist es Ihnen recht, wenn ich die Fenster wieder schließe?"* Unzerstörbar bleibt die Resonanzfähigkeit der Erkrankten auf wahrhaftig geschenkte Aufmerksamkeit und Anteilnahme, menschliche Wärme und Liebe seitens ihrer Begleiter/-innen. Keinesfalls sollten an Demenz erkrankte Menschen ungefragt geduzt werden. Manche erreicht man weniger gut, wenn man sie mit dem Nachnamen anspricht. Wie dem auch sei, unbedingt bedarf es der Zustimmung der Betroffenen, ob man sie mit dem Vor- oder Nachnamen ansprechen und auch duzen darf. Die personale, einfühlsame Begegnung vermag gar die noch vorhandenen Fähigkeiten der an Demenz erkrankten Menschen in den Vordergrund zu rücken. Bedeutsam ist ferner die Wandlung von einer ehemals reduktionistischen Einstellung, welche primär die kognitiven Defizite der erkrankten Personen wahrnimmt, hin zu einer Sichtweise, die auch deren Freude und Zufriedenheit in den Blick nimmt.

Gewohnheiten und Routinen sollten hinterfragt werden. Begleitende glauben oft zu wissen, was den Erkrankten guttut. Doch gebührt dem erkrankten Menschen der Respekt vor seinen gegenwärtigen und individuellen Bedürfnissen. Mag wirklich jeder täglich ein Marmeladenbrot zum Frühstück, oder darf es heute auch eine Käsesemmel sein? Niemand besitzt die Expertise für die Wünsche anderer.

Validation – in den Schuhen des anderen gehen

„So schlugen wir einen Weg ein,
der von der nüchternen Wirklichkeit wegführte
und über Umwege zur Wirklichkeit zurückführte"
(Geiger, 2011, S. 118).

Das Verhalten eines an Demenz erkrankten Menschen steht im engen Zusammenhang mit seinen persönlichen zeit- und lebensgeschichtlichen Erfahrungen, weshalb es eines einfühlsamen Umgangs bedarf. Das Konzept von der Gerontologin Naomi Feil, die Validation®, erweist sich für unverzichtbar und hilfreich für die Begegnungsgestaltung mit desorientierten, alten Menschen. Validation® bezeichnet eine Methode, die die Gefühle des verwirrten Menschen anerkennt und das Einfühlen in sein Erleben intendiert. Wenn sich dadurch die Demenz zwar nicht heilen lässt, so erfährt die erkrankte Person jedenfalls ein Mehrverständnis. Vertrauen und das Gefühl von Sicherheit können wachsen. Begleiter/-innen von verwirrten Menschen, welche sich über validierende Weisen der Kommunikation mit den Erkrankten nicht umfassend informiert haben, erleben die Interaktion als überfordernd. Sie haben das Gefühl, am Beziehungsaufbau bzw. -erhalt kläglich zu scheitern. Hingegen können in Validation® geschulte Personen akzeptieren, dass die Rückkehr verwirrter Menschen in ihre Vergangenheit für sie überlebenswichtig ist. Anhand einiger Gespräche wird nun dargelegt, wie einerseits eine nicht hilfreiche, verstörende und wie andererseits eine validierende, beruhigende Gesprächsführung erfolgen könnte.

Eine der zentralen Aussagen von Frau Feil lautet: Wichtig ist es, „in den Schuhen des anderen zu gehen" (Feil & de Klerk-Rubin, 2013, S. 15). Nicht darauf zu achten, in welcher Erlebenswelt sich der alte Mensch soeben befindet, würde bedeuten, ihm ohne Einfühlungsvermögen eine Realität 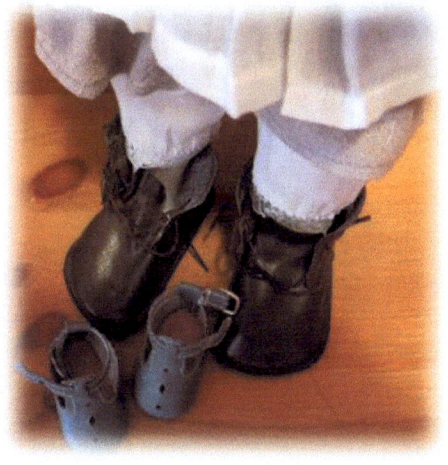 aufzuzwingen, die momentan nicht die seine ist. Gelingt es, den Betroffenen in ihrer Erlebenswelt zu begegnen, erleben wir diese Menschen weniger ängstlich, stattdessen zufriedener und beruhigter.

Validierende Gesprächsführung – einige Beispiele

Die 92-jährige Altenheimbewohnerin Frau Cäcilia wurde abends von zwei Pflegenden zu Bett gebracht. Die Dame war darüber erbost, dass dies nicht, wie sonst üblich, ihre Mutter tat. Eine noch unerfahrene Pflegende sagte zu ihr: *„Aber Frau Cäcilia, wenn Sie schon 90 Jahre alt sind, wie kann denn das sein, dass Ihre Mutter noch lebt und Sie zu Bett bringt?"* Die andere und in Validation® geschulte Pflegende entgegnete hingegen im ruhigen Tonfall: *„Es ist alles in Ordnung. Die Mama ist Einkaufen. Das Wochenende steht vor der Tür."* Frau Cäcilia erwiderte daraufhin erleichtert: *„Ich hab mir's schon gedacht. Aber das hätte sie mir schon sagen können."* Eine solche Reaktion seitens der Betreuenden ist nicht als Lüge zu werten. Frau Cäcilia würde unser Verständnis von Wirklichkeit als unwahr empfinden und dadurch unnötigerweise in eine für sie belastende Situation geraten.

Und auch Frau Hertha, eine 84-jährige Bewohnerin eines Altenheimes, fühlte sich durch eine validierende Kommunikation verstanden. Hertha interpretierte ihr körperliches Unwohlsein, welches aus Sicht des Arztes vermutlich im Zusammenhang mit einer beginnenden Blasenentzündung stand, als Geburtswehen. Dabei legte sie ihre Hände auf den Unterbauch, wirkte unruhig und zugleich erwartungsvoll. Dann endlich war es so weit. Freudestrahlend berichtete sie einer Pflegeperson: *„Stell dir vor! Ich habe soeben entbunden"*, worauf diese ihr zur Geburt, ebenso hocherfreut, gratulierte: *„Wie schön für dich! Was ist es denn geworden? Ein Bub oder ein Mädchen?"* Frau Hertha antwortete stolz: *„Es sind Zwillinge, ein Bub und ein Mädel. Und mein Mann weiß noch gar nichts davon!"* Ganz anders wäre diese Begegnung verlaufen, hätte die Pflegeperson auf Frau Herthas Mitteilung eine sachliche Antwort gegeben, etwa: *„Mit 84 Jahren kann keine Frau mehr Mutter werden."* Die Dame hätte wahrscheinlich abwehrend und verärgert reagiert.

Eine andere Heimbewohnerin, Frau Anna, geriet in Panik, weil sie Silvesterböller fehlinterpretierte und sich von SS-Soldaten verfolgt fühlte. Die Pflegende sperrte sich daraufhin mit der Bewohnerin in ihrem Zimmer ein, legte sich zu ihr ins Bett, streichelte sie, verdunkelte den Raum und betonte immer wieder, dass sie beide jetzt in Sicherheit wären und niemand ihr Versteck entdecken würde. Umbauarbeiten im Pflegeheim lösten bei Heinz Erinnerungen an Stemmarbeiten im Krieg aus.

Der verwirrte, unterstützungsbedürftige Mensch ist kein Kind. Auf eine autoritäre, moralisierende Wortwahl, wie *„Sie sollen ..."* oder *„Sie müssen ..."*, ist unbedingt zu verzichten.

Bedeutsam für die Erkrankten ist, dass sie sich in ihrer Welt sicher und geborgen, wahr- und ernstgenommen fühlen, dass sie geschätzt und respektiert werden. Auch kann eine dereflektierende Gesprächsführung, die den Gesprächsinhalt anderswohin lenkt, hilfreich sein, im Gegensatz zu einer hyperreflektierenden, die auf belastenden Gedankengängen persistiert. Hierzu ein Beispiel: Etwa ein halbes Jahr, nachdem die Mutter in das Altenheim übersiedelt war, bezeichnete sie ihre Tochter Monika als *„Mörderin"*, weil sie ihr das Verlassen ihres Hauses zugemutet hatte. Gewiss, so die alte Dame, hätte die Tochter auch andere Menschen, die sie allesamt nicht mochte, umgebracht. Durch Lektüre über Validation® hatte Monika erfahren, dass weder eine Richtigstellung noch eine Rechtfertigung

Abhilfe verschaffen würde. Stattdessen erzählte sie in ruhigem, unaufgeregtem Tonfall von zu Hause, von Kindheitserinnerungen und Familienausflügen. Durch diese Weise der Kommunikation wurde von der Mörderin abgelenkt. *„Wenn ich ein Lied anstimmte oder wir ein paar Schritte gingen, dann kamen wir rasch aus dieser Engstelle wieder heraus"*, erzählte die Tochter.

Auch Margit war es durch Validation® möglich, sich besser auf die gegenwärtigen Bedürfnisse und Stimmungslagen ihrer Mutter einzulassen und mit ihr durch diese besondere Form der Gesprächsführung unbeschwerte Stunden zu erleben. *„Einfach so annehmen, wie es gerade ist, dann kann man nämlich auch selber gut damit leben."* Wenn beispielsweise die im Altenheim lebende Mutter wie ehemals zu Hause kochen wollte und ihre Bratpfanne nicht fand, wurde sie rasch wütend. Jedoch wechselte Margit dann das Gesprächsthema und die Mutter konnte sich von der unangenehmen Gefühlslage schon nach kurzer Zeit wieder distanzieren. *„Wenn sich eine verzwickte Situation einstellt, einfach ablenken und schon ist es wieder erledigt"*, so Margit. Ablenkung ersetzt jedoch nicht das Ernstnehmen der momentanen Gefühlslage der Erkrankten. Stattdessen verweilt man dort nicht allzu lange. Weiters erzählte Margit, dass sie bei den Besuchen der Mutter seit Monaten alte Menschen mit weit fortgeschrittener Alzheimerdemenz beobachtete und diese als glücklich erlebte, vorausgesetzt, sie erfuhren eine duldsame, ruhige und empathische Kommunikation.

Gertrud entschärft schwierige Situationen auf humorvolle Weise. Wenn ihr an Demenz erkrankter Bruder beispielsweise etwas vergaß und sich darüber ärgerte, erzählte sie ihm eine Geschichte, woraus hervorging, dass auch sie selbst immer wieder etwas vergaß. *„Das freute ihn dann, weil nicht er alleine vergesslich war"*, erzählte sie lächelnd. Die Frage ihres Bruders, ob er nach seiner Genesung wieder nach Hause darf, beantwortete Gertrud stets mit Ja, da er sich an dieser Hoffnung erfahrungsgemäß aufrichtete und zufrieden war. *„Die Hoffnung bleibt bis zuletzt und die sollte ihm bleiben."* Schon nach wenigen Minuten war das Nach-Hause-Gehen gar kein Thema mehr, erzählte sie.

Symbolische Übertragung

Naomi Feil (2000, S. 50) beschreibt eine Art „symbolische Übertragung". Die Erkrankten haben das Bedürfnis, ungelöste Konflikte aus der Vergangenheit in verkleideter Form zu bearbeiten, indem sie Personen der Gegenwart als „Symbole" für Personen der Vergangenheit verwenden. Beispielsweise könnte eine Mitbewohnerin einer an Demenz erkrankten und in einem Altenheim lebenden Frau eine Erinnerung an deren Schwester ausgelöst haben. Auf sie war die Patientin in der Kindheit eifersüchtig. Gegenwärtig symbolisierte sie die Mitbewohnerin als ihre leibliche Schwester und beschuldigte sie des Diebstahls. Frau Feil erklärt, dass Autoritätspersonen der Gegenwart von mangelhaft/unglücklich orientierten Menschen auch dazu benutzt werden, um eine verdrängte Wut auf die Eltern auszudrücken. Je mehr das Gegenwärtige schwindet, desto eher wird es durch Vergangenes ersetzt. Symbole bedeuten hierbei eine Art „Fahrkarte" (Feil, 2000, S. 49) in die Vergangenheit. Ein Kieselstein könnte für Nahrung, die tiefe Stimmlage für Männlichkeit, ein mächtiger Stuhl für das männliche Glied und für Sexualität, die wiegende Bewegung für Mutter, Mutterschaft, Sicherheit und Genuss stehen (ebd., S. 51).

Demenzstadien nach Naomi Feil

Feil definierte 1997 vier Stadien, welche an Demenz erkrankte Menschen durchleben (Feil, 2000, S. 52–61, 106–107). Die Kenntnis dieser Stadien ermöglicht ein Mehrverständnis gegenüber den Bedürfnissen und überlebensnotwendigen Schutzmechanismen wie Handlungsweisen der Betroffenen.

Stadium I / Unglückliche Orientiertheit

Betroffene in diesem Krankheitsstadium können Aktivitäten des täglichen Lebens, auch Lesen und Schreiben, noch selbstständig ausführen. Gelegentlich benötigen sie Menschen, die sie respektvoll daran erinnern. Die Erkrankten sind um Einhaltung vereinbarter Regeln und Übereinkünfte sowie um Rationalität bemüht. Die

Unterscheidung zwischen Gegenwart und Vergangenheit ist noch möglich, ebenso das Erfassen der Uhrzeit. Der Blick ist klar, hell und konzentriert. Augenkontakt kann hergestellt und gehalten werden. Die Muskelspannung ist erhöht, ebenso die Lippenspannung. Der Gang ist zielgerichtet und zügig. Eine intakte Schließmuskelfunktion der Harnblase ist noch gegeben. Die Sprache ist klar und die Wortwahl korrekt. Der Tonfall wirkt eher schroff oder anklagend, weinerlich oder singend. Die Erkrankten bemerken bei sich eine unglückliche Orientierung, reagieren darauf mit Beschämung und neigen dazu, diese zu verleugnen, etwa durch Konfabulieren. Die Krankheitseinsicht, auch Anosognosie genannt, ist in der Regel noch nicht gegeben. Um sich für fehlerhaftes Verhalten nicht rechtfertigen oder belastende Emotionen nicht fühlen zu müssen, tendieren sie dazu, andere zu beschuldigen. Das Horten von Lebensmitteln, alltäglichen Gegenständen, Zeitungen usw. soll helfen, dem spürbaren Kontrollverlust entgegenzuwirken.

Menschen in diesem Stadium benötigen körperliche Distanz und einen größeren sozialen Abstand. Sie weisen Nähe und Intimität eher zurück, vermutlich deswegen, weil ansonsten ihre Verletzlichkeit sicht- oder spürbar werden würde. Kalender und beschilderte Türen erleichtern die Orientierung. Indem beispielsweise jahreszeitlich dekoriert wird, können Feste im Jahreskreis noch erfahrbar gemacht werden: der Palmbuschen, die Ostereier am Osterstrauch, der Christbaum oder das Entzünden eines Gedenklichtes für die Verstorbenen zu Allerheiligen. Menschen in dieser Phase benötigen Validation®: eine vertrauensvolle Beziehung zu einer fürsorglichen, respektvollen Autorität, die ihnen nicht widerspricht, die sie versteht und nicht beurteilt.

Stadium II / Zeitverwirrtheit

Im Zuge des zweiten Stadiums einer Demenz kommt es zu einer merklichen Verschlechterung von Sinneswahrnehmungen und kognitiven Fähigkeiten, erkennbar durch das oftmalige Verlegen persönlicher Gegenstände. Das Lesen ist in diesem Stadium noch eher möglich als das Schreiben. Anhand eigens aufgestellter Regeln versuchen die Betroffenen ihr Leben zu strukturieren, doch können sie die Verluste nicht mehr leugnen. Der Uhrzeit kann keine Bedeutung mehr beigemessen werden. Die Kranken orientieren sich nach dem subjektiven Zeitgefühl. Fakten, Namen, Ortsbezeichnungen und Begriffsbezeichnungen werden vergessen. Unspezifische Fürwörter, wie „er", können für Gott, Vater, Teufel usw. stehen. Die Gestik entspricht der Gefühlswelt, wirkt zumeist unsicher. All das ebnet den Weg in den Rückzug von der Realität. Das Gegenwärtige kann nicht mehr erfasst werden, hingegen fühlen sich die Erkrankten in der Welt der Erinnerung heimisch. Primäremotionen wie Liebe, Trauer, Wut und Angst können noch empfunden werden. Zunehmend werden gegenwartsbezogene Empfindungen durch solche aus der Vergangenheit ersetzt. Das Bedürfnis nach Zugehörigkeit und Liebe wird beispielsweise durch ständiges Schreien ausgedrückt. In Validation® ungebildete Personen fehlinterpretieren dieses Verhalten als „lästig" oder „um Aufmerksamkeit heischend". Zeitverwirrte Menschen haben sehr feine Antennen dahingehend, ob Nahestehende und/oder Betreuende ihnen wahrhaftig begegnen. Dementsprechend können sie auch sehr abweisend auf bestimmte Personen reagieren.

Eine eingeschränkte Wahrnehmungsfähigkeit verändert auch die Bewegung. Die Person sitzt vermehrt und nimmt dabei eine aufrechte Körperposition ein. Die Betroffenen bewegen sich langsamer. Menschen in diesem Stadium weisen oftmals ein kleinschrittiges, schlurfendes Gangbild auf. Durch diese Weise zu gehen, haben die Erkrankten mehr Bodenkontakt und fühlen sich beim Gehen sicherer. Gespräche während des Gehens überfordern oftmals und sollten eher in den Gehpausen geführt werden. Der Oberkörper ist beim Gehen etwas nach vorne geneigt, der Hals eingezogen. Dass die Kontrolle über den Blasenschließmuskel nicht mehr gegeben ist, wissen die Kranken meistens noch. Die Stimme wird leiser und tiefer, der Tonfall weniger schroff. Oftmals lächeln und singen Menschen in dieser Phase der Krankheit. Es kommt zu Wortneubildungen und zu Wortfindungsstörungen. Eine sozial-emotionale Inkontinenz bildet sich aus, ebenso eine körperliche. Die Erkrankten halten sich nicht mehr an Bekleidungsregeln. Dass eine erkrankte Person sich plötzlich entkleidet, ist in dieser Phase ein typisches Verhalten.

Stadium III / Sich wiederholende Bewegungen

Menschen, die im zweiten Stadium ihre Gefühle durch eine validierende Begleitung nicht verarbeiten konnten, ziehen sich häufig in vorsprachliche Bewegungen und Klänge zurück, um unbewältigte Konflikte in dieser Weise zu lösen. Körperteile werden zu Symbolen. Bewegungen können Worte ersetzen. Das An- und Ausziehen kann als Versuch gewertet werden, sich von einem Gefühl des Gefesseltseins zu befreien. Bislang unterdrückte Gefühle kommen zum Ausdruck. Ein Mann, der von seinen Eltern bestraft wurde, weil er als Jugendlicher seine sexuellen Regungen auszudrücken versuchte, verweigerte in diesem Demenzstadium das Anziehen der Hose und reagierte auf die Bemühungen der Betreuenden wütend. Durch frühkindliche Lautbildungen wie „Ma ma ma ma" holte eine demente Dame die fürsorgliche Mutter aus der Vergangenheit zu sich. Besonders gern werden Kinderlieder gesungen. Zu hören sind schmatzende, summende, stöhnende Geräusche. Das ständige nach vorn und zurück Wiegen einer alten Frau erinnerte sie an das Gewiegtwerden durch ihre Mutter, weshalb sie dies von der Pflegeperson so gut annehmen konnte. Permanentes Bewegen lässt eine erkrankte Person das Leben spüren: trommelnde Finger, schlagende oder wischende Handbewegungen, ständiges Gehen, Auf- und Zuknöpfen.

In der Lebensgestaltung sind die Erkrankten vollständig auf die Hilfe und Unterstützung anderer angewiesen: Körperpflege, Nahrungsaufnahme und Flüssigkeitszufuhr, Ausscheiden usw. Die Konzentrationsspanne ist von kurzer Dauer. Die Sprache wird weitgehend durch sich wiederholende, rhythmische Bewegungen ersetzt. Sie wirken ruhelos. Langsam gesprochen werden nur noch wenige Worte. Sätze können nicht mehr formuliert werden. Der Tonfall ist monoton. Die Augen sind meistens geschlossen, der Blick oft zu Boden gerichtet. Die Kommunikation verläuft überwiegend nonverbal, wobei die Kranken Körperkontakt nun eher zulassen können. Zum Schreiben oder Lesen sind die Betroffenen nicht mehr zu motivieren. Dass eine Harninkontinenz vorliegt, wissen sie nicht mehr. Gefühle werden offen gezeigt. Es kommt zum häufigen Lachen, zumeist ohne erkennbaren Anlass.

Stadium IV / Vegetieren

> *„Der Zeitpunkt war gekommen,*
> *wo Großvater vergaß, dass er vergaß.*
> *Er wusste nicht mehr, wer er war, wo er war, wer wir waren"*
> (Eine Angehörige).

Menschen in diesem Stadium können nahestehende Personen nicht mehr erkennen. Sie verschließen sich vollständig von der Außenwelt. Das Zeitgefühl ist zur Gänze verloren gegangen. Selbstaktiv sprechen sie nicht mehr. Vielleicht können noch wenige Worte oder auszugsweise vertraute Lieder mitgesungen werden. Die Augen sind geschlossen, die Mimik ausdruckslos. Die Kranken bewegen sich kaum noch, bevorzugen eine embryonale Position. Welche Gefühle sie noch empfinden, ist von außen schwer einschätzbar. In diesem Stadium brauchen die Erkrankten achtsame Berührung, liebevolle Zuwendung und herzliche Fürsorge. Dank Validation® kann ein Abgleiten in das Vegetieren dennoch vermieden werden. Die Theologin Wetzstein spricht von der *„unverlierbaren Seinsverfassung des Menschen"* (2005, S. 35), welche stets über ein interaktionelles Geschehen sichtbar gemacht werden kann.

Validierende Gruppengespräche

Die Möglichkeit, dass an Demenz erkrankte Menschen an einer Einzel- oder Gruppenvalidation teilnehmen, sollte unbedingt wahrgenommen werden. Sie erfahren dabei eine besondere Wertschätzung und Aufmerksamkeit.

Ich erzähle nun von einer Gruppenvalidation, welche von Daniela, einer zertifizierten Validationsanwenderin, in einem Altenheim geleitet wurde und der ich beiwohnen durfte. Eine Gruppenvalidation dauert etwa eine halbe bis Dreiviertelstunde. Damit alle Teilnehmer/-innen genügend Aufmerksamkeit und Begleitung erhalten, wird Daniela von ihrem Kollegen Robert unterstützt. Die Gruppe trifft sich seit zwei Jahren in regelmäßigen Abständen, immer zur selben Zeit und im selben Raum. Dieser ist mit Bildern und Gegenständen aus früherer Zeit ausgestattet. Die Sitzordnung ist festgelegt. Da das Bedürfnis nach körperlicher Nähe insbesondere bei Menschen im fortgeschrittenen Stadium einer Demenz steigt, stehen die Stühle eng aneinandergereiht im Kreis. Dies erhöht das Gefühl von Sicherheit und Wohlbefinden. Jeder Stuhl ist mit einem Namensschild versehen. Ein Ziel der Gruppenvalidation liegt in der Förderung der Kommunikation untereinander, ob verbal oder nonverbal. Ebenso und höchst bedeutsam ist das Erleben des Gemeinschaftsgefühls. Der Ablauf einer Gruppenvalidation ähnelt dem eines Rituals. Es gibt einen klaren Ablauf. Zwischenzeitlich besteht dennoch die Möglichkeit, flexibel auf Bedürfnisse und Themen der Anwesenden einzugehen. Alles, was zur selben Zeit, in derselben Weise und durch dieselben Menschen erfolgt, unterstützt das Sicherheitsgefühl, das Erinnerungs- und Orientierungsvermögen der Erkrankten. Durch die Kontinuität der Gruppentreffen entstehen Beziehungen, die vor allem von den Gefühlen zueinander geprägt sind. Daniela erzählte von einem Heimbewohner, der ihren Namen zwar nicht wusste, der jedoch bei einem Wiedersehen zu ihr sagte: *„Wann setzen wir uns wieder zusammen?"* Auf der Gefühlsebene konnte bereits eine vertrauensvolle Beziehung aufgebaut werden.

Die einzelnen Gruppenmitglieder haben eine bestimmte Rolle inne. Einer Dame wurde die Rolle der Ratgeberin, zugleich auch jene der Vorleserin übertragen. Sie unterstützt Daniela, indem sie Lebensweisheiten oder einen Rat zum behandelten Thema äußert. Eine andere Dame, sie hatte immer schon gerne gesungen, stimmt in der Gruppe Lieder an. Kann jemand ein Instrument spielen, dann bekommt er oder sie die Rolle des Musikers/der Musikerin zugeteilt, in der sich die musikalische Begabung entfalten kann. Eine andere Frau ist die Gastgeberin. Sie hilft beim Befüllen und Austeilen der Trinkbecher. Die Rolle der Ballwerferin hat eine hochbetagte Heimbewohnerin inne, die sich verbal nicht mehr gut mitteilen kann, weil die Demenz ein fortgeschrittenes Stadium erreicht hat. Sie sitzt neben Daniela und kann dank ihrer Unterstützung diese Rolle in der Gruppe wahrnehmen. *„Bei den ersten Gruppentreffen schlief diese Dame fast durchwegs"*, erzählen Daniela und Robert. Mittlerweile, so

Daniela, ist sie öfter wach und zeigt Interesse am Gruppengeschehen, je nach Tagesverfassung.

Alle Gruppenteilnehmer/-innen werden von Daniela persönlich begrüßt und mit deren Namen angesprochen. Dabei nimmt sie zu jeder einzelnen Person Blickkontakt auf, reicht ihr die Hand zum Gruße und spricht dabei jene soziale Rolle, welche die jeweilige Person in der Gruppe übernommen hat, an. Auch drückt sie ihre Freude über die Anwesenheit der Einzelnen aus. Gegenüber der Ratgeberin sagt sie: *„Maria, herzlich willkommen. Schön, dass Sie da sind. Wenn ich einen Rat brauche, darf ich mich bitte wieder an Sie wenden?"* Ein Herr ist am Beginn dieser Zusammenkunft für die Begrüßung zuständig. Da er eine Begabung im Verschenken von Komplimenten mitbringt, wurde ihm auch diese Rolle zugeteilt. Er begrüßt humorvoll und mit den Worten: *„Schön, dass wir wieder da sind. Es sind sechs hübsche Frauen da. Eine hübscher als die andere. Zwei sind besonders hübsch. Die anderen müssen auch so mit sich zufrieden sein."* Daniela bedankt sich herzlich für die Begrüßungsworte und betont die erfreuliche Besonderheit, dass die Frauengruppe durch einen Mann bereichert wird. Alle klatschen Beifall. Ebenso erteilt dieser Herr vor dem Auseinandergehen Schlussworte an die Gruppe.

Nach der Begrüßung stimmt die Sängerin das Einstiegslied „Lustig ist das Zigeunerleben" an. Alle reichen sich die Hände, um das Wir-Gefühl zu stärken. Zunächst wird das Lied noch langsam, eher leise und zögerlich gesungen. Beim zweiten Mal entfaltet das Singen schon seine stimulierende Wirkung. Das Lied ertönt kräftiger und die Mitglieder wirken in der Gruppe präsenter. Bei jedem Treffen wird zu Beginn dieses Lied gesungen. Dadurch wird das Ankommen in der Gruppe gefördert. Auch wird immer nur die erste Strophe gesungen, da diese die meisten auswendig singen können. Eindrücklich ist, dass für jede Unterstützung, die untereinander gegeben wird, die Gruppenmitglieder zueinander Bitte und Danke sagen.

Dann erfolgt der Übergang zum Thementeil. Validation® intendiert nicht die Orientierung in die Realität. Nur das, was von den Anwesenden in der gegenwärtigen Stunde, im Hier und Jetzt thematisiert oder auch emotional ausgedrückt wird, also verbal oder nonverbal, ist bedeutsam und wird aufgegriffen. Wenn ein Gruppenmitglied beispielsweise erkrankt oder auch verstorben ist, greift Daniela dieses Thema grundsätzlich nicht auf, es sei denn, seitens der Gruppe ist dies ein Anliegen. Erstaunlicherweise, so die Gruppenleiterin, war der Tod anderer noch nie ein Thema in der Gruppenvalidationsrunde. Beim Thementeil werden die Techniken der Validation® bewusst eingesetzt. Auf alle geäußerten Bedürfnisse und Emotionen wird liebevoll eingegangen. Daniela und Robert sprechen im ruhigen Tonfall und begleiten die Gruppe in der Haltung: *„Alles darf sein. So wie es ist, so ist es gut."* Auch untereinander wird ein einfühlsamer, rücksichtsvoller Umgang gepflegt, was heilsam wirkt. Falls bei einer Person ein Thema sehr präsent wäre und sie sich dadurch sehr belastet fühlen würde, würde Daniela das Thema sanft und achtsam abbrechen, um es später, meistens noch am selben Tag und im Rahmen eines Einzelgesprächs, aufzugreifen und validierend zu bearbeiten. Würde sie einem Gruppenmitglied zu lange und zu viel Aufmerksamkeit schenken, würden die anderen entweder unkonzentriert oder schläfrig werden. Beispielsweise greift Daniela intuitiv Themen wie die Bedeutung von Heimat, Freundschaft oder das, was das Leben mit Zufriedenheit oder Sinn erfüllt, auf. Die Themen können häufig wechseln. So huldigt eine Bewohnerin des Altenheimes die gute Nachbarschaft, eine andere hingegen hätte hierfür keine Zeit, da sie die zu erledigende Arbeit als den höchsten Wert im Leben erachtet. Wird z. B. das Thema „schwere Zeit" aufgegriffen, dann bindet die Gruppenleiterin gezielt auch die Ressourcen der Heimbewohner/-innen und deren Rollen mit ein. So fragt sie die Ratgeberin, was denn in schweren Zeiten hilfreich sein könnte. Vor allem der Glaube an Gott stellt eine tragende Bewältigungsstrategie alter Menschen dar. Jede und jeder Einzelne wird gefragt, was in schweren Zeiten hilft. Weil das Gebet als hilfreich befunden wird, reichen sich alle die Hände. Die Ratgeberin beginnt ein Gebet zu sprechen und alle stimmen ein. *„Das",* so Daniela, *„sind ganz besonders innige Momente."* Erfährt eine Person das Beten nicht für heilsam, wird darauf verzichtet, da stets die ganze Gruppe an gemeinschaftlichen Aktivitäten mitwirken soll. Der Thementeil endet mit einer Zusammenfassung der wichtigsten Aussagen und Erkenntnisse durch die Gruppenleiterin. Nach diesem eher anstrengenden Teil folgt eine entspannende Gruppenaktivität. Musik aus früherer Zeit ertönt und die Ballwerferin wirft einem Gruppenmitglied einen weichen Ball zu. Ein Weilchen erfolgt nun das Zuwerfen und Fangen des Balles. Danach hilft die Dame mit der Rolle der Gastgeberin beim Austeilen der Getränke. Beim geselligen Beisammensein wird geplaudert, gelacht und einander zugeprostet. Trinksprüche und Lieder werden angestimmt. Eine Dame wird von Daniela noch um das Vorlesen eines Reimes gebeten. Sie beginnt: *„Es war einmal ein Mann. Der hatte einen Schwamm. Der Schwamm war ihm zu nass. So legt er sich ins Gras. Das Gras war ihm zu grün"* usw. Eine weitere Gelegenheit, sie für das deutliche Vorlesen zu loben und ihr dafür zu danken. Alle anderen schließen sich dieser Würdigung ebenso an, was ein Lächeln in das Gesicht der Vorleserin zaubert.

Abschließend wird ein allen bekanntes Lied gesungen und nur die erste Strophe, da diese alle auswendig singen können. Nachdem die Abschiedsworte durch jenen Herrn gesprochen wurden, der die Rolle des Begrüßenden in der Gruppe innehatte, wird applaudiert. Dann verabschieden sich auch Daniela und Robert von der Gruppe. Einem jeden Gruppenmitglied wird dabei wieder persönlich die Hand zum Abschied gereicht. Blickkontakt wird hergestellt und es erfolgt eine wertschätzende Danksagung für das, was jede und jeder zum Gelingen des Treffens beigetragen hat. Alle erhalten ein persönliches Lob und gehen auseinander, erfüllt mit Vorfreude auf das nächste Zusammenkommen. Stets unterstützend erweist sich ein beruhigender Umgang mit den Erkrankten, ein soziales Umfeld, welches von einer positiven Atmosphäre geprägt ist, so die zertifizierte Validationsanwenderin.

Essen horten

An Demenz erkrankte Menschen leben oftmals in der Vergangenheit und verhalten sich, wie dies damals notwendig und üblich war. Bedeutsam ist ein Verständnis über die zeitgeschichtliche und biographische Prägung, etwa in Bezug auf die Bedeutung von Nahrung. Zu Kriegszeiten musste Essen sorgfältig aufbewahrt und in Rationen aufgeteilt werden, um die Familie ernähren zu können, sodass niemand Hunger leiden muss. Jahrelang gab es zu wenig zum Essen, weswegen das Wegwerfen von Nahrung oder ein verschwenderischer Umgang damit eine Sünde war. Die Bauern mussten Lebensmittel auch noch nach Kriegsende an die Besatzungsmächte abgeben. Den notwendigen Kalorienbedarf der Kinder konnte man in der Heimat nicht decken. Daher wurden schon während des Krieges, auch in der Nachkriegszeit, Kinder wegen chronischer Unterernährung zum „Aufpäppeln" in die Schweiz, sog. „Schweizer Kinder", auch in die skandinavischen Länder verschickt. Würde man den alten Menschen das gehortete Essen einfach wegräumen, würden sie den Verlust etwa dadurch ausgleichen, indem sie anderen ihr Essen wegnehmen. Findet man verdorbenes, gehortetes Essen, sollte es kommentarlos durch frische Nahrung ersetzt werden.

Dem Sonderbaren mit Gelassenheit begegnen

Bring mir keine Geschenke. Bring mir nur dich – immer wieder – als einziges, das ich so lang schon entbehrte" (Busta, 1985, S. 81).

Gerührt erzählt Wolfgang, dass die Beziehung zu seinem Vater eigentlich erst dann innig wurde, als er an Demenz erkrankt war. Die beiden liebten es, gemeinsam einkaufen zu gehen. Eine besondere Zeit, die der Sohn mit seinem Vater in dieser Weise verbrachte. In einer Phase, in der sein Vater kaum noch sprach, sagte zu seinem Sohn: *„Hast mir schon sehr gefehlt"*. Die Verkäufer/-innen wussten um die Krankheit des Vaters. Sie begrüßten ihn besonders freundlich und sprachen ihn wertschätzend mit seinem Nachnamen an, worauf dieser zu Wolfgang stolz sagte: *„Es kennen mich noch viele!"*, was ihm guttat. Beim Bezahlen der Ware ließen ihm die Verkäufer/-innen Zeit. Auch übergaben sie ihm, nicht dem Sohn, das gekaufte und noch backofenwarme Brot, so wie sie es immer schon getan hatten. Eines Tages, Wolfgang war kurz abgelenkt, rutschte dem Vater im Geschäft die Hose hinunter. Er wirkte verunsichert, wohl ausgelöst durch die fragenden Blicke der Kundinnen und Kunden. Da ging Wolfgang lachend und gelassen auf seinen Vater zu. *„Du hast ja keine Hose an!"*, woraufhin auch er zu lachen begann und sich beim Ankleiden bereitwillig helfen ließ. Dem Sonderbaren wurde mit Gelassenheit begegnet und alles war gut. Was Wolfgang für sein Leben lernte, war, dass alleinig die Beziehung zu seinem Vater bedeutsam war und nicht, wie das Umfeld auf besondere Situationen reagierte.

Kreative Lösungen

Die an Demenz erkrankte Hilde bewohnte gemeinsam mit ihrer Schwester Edeltraud eine Wohnung in einem alten, mehrstöckigen Haus. Hilde befand sich im Übergang vom Stadium der unglücklichen Orientierung hin zur Zeitverwirrtheit. Eines Tages tauschte Hilde den Wohnungsschlüssel durch eine Euromünze. Geld hatte für Hilde eine immense Bedeutung. Sie wuchs in Kriegszeiten in einer Großfamilie auf und führte durchwegs ein sehr bescheidenes Leben. Eine Ausbildung blieb Hilde verwehrt und so begnügte sie sich mit einem bescheidenen Lohn als Fabrikarbeiterin. *„Geld hatten wir immer zu wenig. Es galt jeden Groschen zur Seite zu legen"*, erinnerte sich Schwester Edeltraud. Hilde begann mit einer Euromünze die Tür zu ihrer Wohnung aufzusperren. Die Münze symbolisierte eine vergangene Zeit, in der der Groschen noch gespart wurde und ein Schilling viel wert war. Hilde wollte gegenwärtig möglichst viele Groschen und Schillinge besitzen. Doch hatte die betagte Dame entweder keine Münze zur Hand oder sie versuchte eine andere Tür, als die ihre, mit der Münze aufzusperren. Wenn ihr das nicht gelang, war sie verzweifelt und traurig. Erbost und hilflos zugleich reagierte Hilde dann, wenn man sie auf die vermeintliche Verwechselung der Münze mit dem Schlüssel aufmerksam machte. Um Missverständnissen vorzubeugen und um Hilde möglichst lange ein Leben in ihrer gewohnten Umgebung zu ermöglichen, erzählte

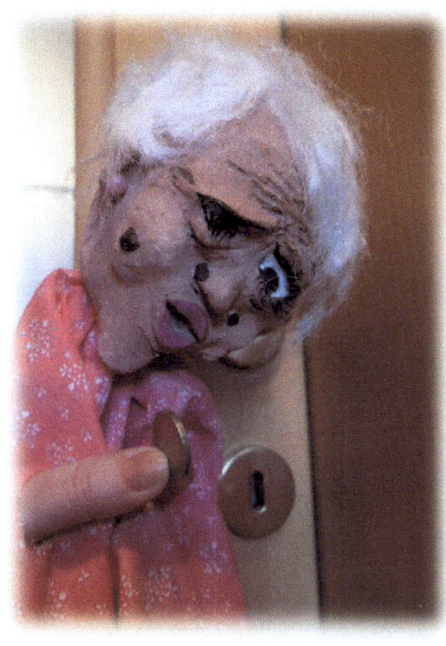

Edeltraud der Hausgemeinschaft von Hildes krankheitsbedingter Verwirrtheit. Dies reichte aus, um kreative Lösungen zu finden. Damit Hilde unaufgeregt ihre Wohnung betreten konnte, wurde direkt neben der Eingangstür ein Schälchen montiert. Hierzu wurde der zuvor täglich benutzte Weihwasserkessel zweckentfremdet.

Beim Verlassen der Wohnung hatte sich Hilde damit stets bekreuzigt. Ihr war dieses Schälchen also vertraut und sie tastete hinein, wenn sie es erblickte. Doch statt mit Weihwasser war das Schälchen nun mit Euromünzen gefüllt. Hilde wirkte äußerst zufrieden und beruhigt, wenn sie ein mit Münzen gefülltes Schälchen vorfand. Manches Mal entnahm sie alle Münzen und bewahrte sie in ihrer Handtasche auf. Zudem wurden vom Eingang des Wohnhauses bis zu Hildes Tür wegweisende und ihr vertraute Fotos und Gegenstände an den Wänden platziert, um ihr die Orientierung zu erleichtern. Kam es dennoch zu einer Verwechselung der Wohnungstür, wussten alle Hausbewohner/-innen Bescheid, wie sie sich verhalten sollten. Klingelte sie an der falschen Tür, begrüßten die Mitbewohner/-innen Hilde derart herzlich, als hätten sie schon auf ihren Besuch gewartet. Dann geleiteten sie die alte Dame ruhig und in aller Selbstverständlichkeit zu ihrer Wohnungstür. Hilde wurde die nachlassende Kognitionsfähigkeit nur dann schmerzlich bewusst, wenn sie korrigiert wurde oder jemand erstaunt auf ihr Verhalten reagierte. Je selbstverständlicher ihr Umfeld auf Hildes Weise, die Tür aufzuschließen, reagierte, desto weniger belastet fühlte sie sich. Selten kam es vor, dass Hilde alleine zu Hause war, weil ihre Schwester Einkäufe erledigte und sie die Wohnung verließ. Doch Hildes Schwester nahm das Risiko eines ungebetenen Gastes mit diebischen Absichten in Kauf, wäre doch die einzige Alternative die Aufnahme in ein Altenheim gewesen. Edeltraud: *„Und wenn es so wäre, wir besitzen nicht viel."* Sie wolle an das Gute im Menschen glauben, erzählte sie mir, und hätte dazu allen Grund. Alleine die freundliche Unterstützung der Hausgemeinschaft stärkte sie in ihrer vertrauensvollen und zuversichtlichen Einstellung. Bereits ein zuvor erlittener Schlaganfall hätte den Umzug von Hilde in ein Pflegeheim zur Folge haben können. Dank eines Rehabilitationsaufenthaltes, mithilfe von mobilen Pflegediensten und der Unterstützung der Hausgemeinschaft, konnten Hilde und Edeltraud jedoch weiterhin gemeinsam in ihrem vertrauten Heim leben.

Was war für Hilde und Edeltraud hilfreich?

Alle Personen, welche mit Hilde im Haus lebten, waren über die Demenzerkrankung informiert. Sie wussten, in welcher Weise sie der Verwirrtheit begegnen könnten. Dadurch fokussierten sie in der Begegnung mit Hilde nicht auf ihre Defizite und erwarteten kein angepasstes oder „richtiges" Verhalten. Die Mitbewohner/-innen begegneten Frau Hilde in gewohnter Weise, wertschätzend und gelassen. Mit nur wenigen Worten konnten sie eine Situation, die durchaus Eskalationspotenzial gehabt hätte, entkräften und ihr den Charakter von Normalität verleihen. Hilde geriet nicht unter Erfüllungsdruck und erlebte die abnehmende Gedächtnisleistung weniger oft beschämend. Durch einige wenige, kreative Veränderungen, etwa dem Montieren der Weihwasserschale an der Außenseite der Wohnungstür und der Bestückung des Schälchens mit den für Hilde wertvollen Münzen, konnte sie „be-reich-ert", im doppelten Wortsinn, ihre Wohnung betreten.

Für die 70-jährige Edeltraud waren die liebevollen Unterredungen in der Wohngemeinschaft haltgebend. Sie fühlte sich in ihrer Situation nicht alleine gelassen. Auch die regelmäßigen Besuche und Gespräche mit einer ehrenamtlichen Mitarbeiterin eines Hospizteams waren für sie entlastend. Manches Mal tranken die Schwestern mit der ehrenamtlichen Mitarbeiterin gemeinsam Tee. Beim Spaziergang konnte Edeltraud über ihr Erleben sprechen. Belastendes konnte sie ausdrücken, Zuspruch, Trost und Empathie erfahren und Kraft schöpfen. Edeltraud lebte mit ihrer an Demenz erkrankten Schwester *„von Tag zu Tag"* und gemäß dem Motto *„Was ich auch auf übermorgen verschieben kann, kann heute nicht so wichtig sein. Was zählt, ist das Hier und Jetzt"*.

Demenz offenbarte das gute Wesen meiner Großmutter

„Jeder Verlust wird auch Gewinn und mehr die Erinnerung"
(Busta, 1985, S. 78).

Bei meiner eigenen Großmutter trat die Demenz schlagartig ins Leben. Wenn ich mich an sie erinnere, sehe ich eine überaus selbstbewusste und dominante, kritische und misstrauische Frau vor mir. Selten erlebte ich sie einfühlsam. Disziplin und Pflichtbewusstsein charakterisierten ihr Wesen, war sie doch als Alleinerziehende und selbstständig Erwerbstätige für die Existenzsicherung der Familie, in wirtschaftlich schweren Zeiten, zuständig. Im hohen Alter erlitt Großmutter einen Gehirnschlag und wurde mehrere Tage auf einer Intensivstation behandelt. Nachdem sie jedoch aus dem Tiefschlaf erwacht war, war sie eine völlig andere: sanftmütig, herzlich und dankbar für alles. Im Zuge des Schlaganfalls hatte sich eine Demenz entwickelt. Der abrupt eingetretene Verlust der Kognition legte indessen das Gute ihres Menschseins frei. Sie wurde zu der Person, die sie immer schon war, fern vernunftgeprägter strenger und unnachgiebiger hoher Ansprüche an sich und andere und abseits einer Lebenseinstellung, die den Charakter von Forderung und Kompromisslosigkeit hatte. Schon beim Öffnen der Tür rief sie mir freundliche Worte des Grußes zu und bedankte sich für die geschenkte Zeit. Eine jede wohltuende Geste würdigte sie ehrlich. Pflegenden und Besuchern machte sie Komplimente. Sie wusste nicht, dass sie einen Schlaganfall erlitten hatte, auch nicht, dass sie in einem Altenheim gepflegt wurde. Oma hatte jeglichen zeitlichen und örtlichen Bezug verloren, was für sie völlig unbedeutend war. Ihr Rücken war durch jahrzehntelange Arbeit an der Nähmaschine stark verkrümmt und im Bereich der Brustwirbelsäule hatte sich ein großer Buckel gebildet. Zudem hatten sich an Armen und Beinen schmerzhafte Gelenksversteifungen gebildet. Wenn sie beim Betten Schmerzen hatte, schrie sie laut auf: *„Au weh, au weh!"*, und kurz darauf: *„Ist gut, ist eh alles gut!"* So als würde sie sich selber trösten, als wäre sie sich selbst eine liebevolle Mutter geworden. Meine Oma erlebte die Demenz gewiss nicht als einen leidvollen Zustand, vielmehr drückte sie authentisch das innere Gehaltensein und die ihr innewohnende Liebesfähigkeit aus, die im Lebensvollzug oftmals verschüttet schien. Auch wenn ihre letzten Lebensjahre von Abhängigkeit und Pflegebedürftigkeit geprägt waren, kam jener überaus herzliche und liebenswürdige Kern ihres Wesens zum Vorschein, der im Leben vor der Demenz sich niemals in dieser Weise hätte zeigen können. An einem Sonntag übernahm ich stets die Körperpflege meiner Oma. Ich wusch und salbte ihren Körper mit wohlduftenden Lotionen. Danach hörten wir klassische Musik und unterhielten uns. Einen dieser Dialoge hatte ich damals, im Jahr 2004, wenige Tage bevor ihre Seele den Körper verließ, in mein Tagebuch geschrieben. Zu diesem Zeitpunkt durchlebte meine Großmutter die Krankheit in einer fortgeschrittenen Phase. Sie war bettlägerig und stark sehbeeinträchtigt. Ich bin von diesen Zeilen noch immer sehr berührt und vertraue darauf, dass die Seele eines Menschen heil bleibt:

Sabine: *„Oma, ist es hier schön im Altenheim?"*
Oma: *„Es ist überall schön, wo Du bist".*

Sabine: *„Oma, ich denke so viel an Dich!"*
Oma: *„Aha, darum geht`s mir so gut".*

Sabine: *„Sag, wie fühlt sich Deine Seele an?*
Ruhig oder aufgewühlt?"
Oma denkt lange nach: *„Rein".*

Es mag eigenartig klingen, doch konnten meine Oma und ich uns erstmals, bedingt durch die Demenz, in dieser achtsamen Weise begegnen und die gegenseitige Liebe spüren.

Die Schatztruhe der schönen Erinnerungen an meine Oma wurde in den Jahren der Krankheit randvoll gefüllt. Ob sich Sinn in einem

Leben erfüllt, ist weder abhängig von der Dauer eines Menschenlebens noch davon, ob ein Mensch produktiv ist oder nicht, ob er
autonom und selbstbestimmt oder auf andere angewiesen ist, etwa
weil er an einer Demenz erkrankt ist.

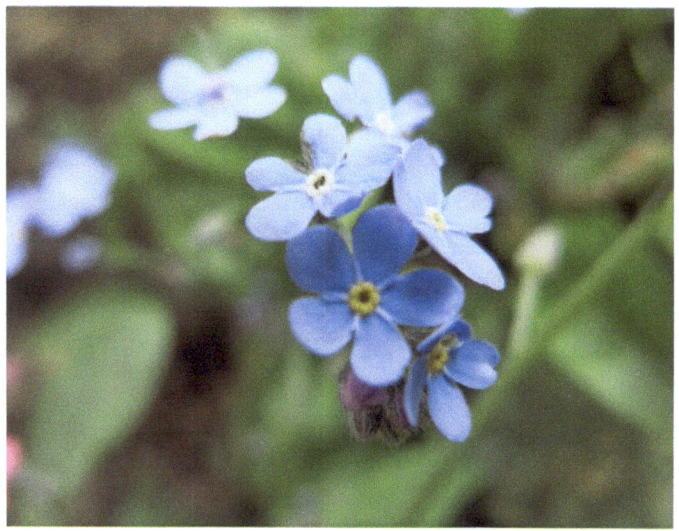

Palliative Care

„Wo nichts mehr zu machen ist, ist noch viel zu tun "
(Andreas Heller[15]).

Begriffserläuterung und Zielsetzung

Die Begrifflichkeit „palliativ" hat ihren Ursprung im lateinischen Wort „pallium", d. h. Mantel, Umhang, Hülle, beziehungsweise „palliare", „mit einem Mantel bekleiden". Um diese Patient(innen)-Gruppe über den gesamten Krankheitsverlauf kompetent begleiten zu können, bedarf es zunächst des Bewusstseins darüber, dass die WHO die Bedeutung von Palliative Care für alte Menschen betont. „Palliative Care" wurde von der Weltgesundheitsorganisation (WHO) erstmals 1990 definiert und im Jahre 2002 in einer weiterentwickelten Fassung vorgelegt:

> Palliative Care ist ein Ansatz, mit dem die Lebensqualität von PatientInnen und ihren Familien in der letzten Lebensphase verbessert werden soll, wenn sie mit einer lebensbedrohlichen Krankheit und den damit verbundenen Problemen konfrontiert sind. Dies soll durch Vorsorge und Linderung von Leiden, durch frühzeitiges Erkennen und fehlerlose Einschätzung und Behandlung von Schmerzen und anderen physischen, psychosozialen und spirituellen Problemen erfolgen (WHO, 2002).

Das primäre Ziel aller Bemühungen liegt demnach nicht in der Verlängerung von Lebenszeit, sondern in der Linderung belastender Symptome und in der Erhaltung höchstmöglicher Lebensqualität. Palliative Care ist nicht auf Krebserkrankungen beschränkt. Das einzige Kriterium, das die WHO in Bezug auf die Zielgruppe der Erkrankten anführt, lautet „Unheilbarkeit". Daraus geht hervor, dass ebenso an Demenz erkrankte und/oder multimoribunde Patientinnen und Patienten einer palliativen Versorgung bedürfen, weil sie schwer und unheilbar erkrankt sind. Ausschlaggebend für den Beginn einer

---

[15] Quelle unbekannt.

palliativen Betreuung bei Demenz ist nicht erst das schwere Krankheitsstadium oder die Todesnähe, wenn sich auch die Bemühungen aller in den letzten Tagen und Stunden des Lebens intensivieren. Palliativbegleitung beginnt bereits bei der Diagnosestellung und überdauert den gesamten Krankheitsprozess. Es handelt sich dabei um ein Versorgungskonzept, das in allen stationären, teilstationären und ambulanten Strukturen und Einrichtungen implementiert und verwirklicht werden kann und sollte. Palliative Care bedeutet keinesfalls, dass therapeutisch nichts mehr getan wird. Ausdruck dieser irrtümlichen Ansicht ist beispielsweise die Annahme, dass bei Palliativpatientinnen und -patienten keine Medikamente mehr verordnet werden. Ebenso unwahr ist, dass Schwerkranke und Hochbetagte, deren Lebenszeit begrenzt ist, keine kostenintensiven Therapien mehr erhalten. Vielmehr gilt es abzuwägen, welche Maßnahmen die subjektiv empfundene Lebensqualität der Betroffenen beeinträchtigen und welche sie zu heben vermögen, gemäß dem Ethos der Hospizbewegung „to care not to cure".

Totaler Schmerz

Schmerzen schwer erkrankter und/oder alter Menschen haben bei Weitem nicht nur körperliche Ursachen, weshalb der alleinige Fokus auf eine medikamentöse Behandlung den umfassenden Bedürfnissen dieser Menschen nicht gerecht werden würde. Cicely Saunders, 1918 bis 2005, war eine englische Krankenschwester, Sozialarbeiterin und Ärztin. Sie gilt als die Begründerin der modernen Hospizbewegung und prägte Ende der 60-er Jahre den Begriff „totaler Schmerz", womit sie die Komplexität des Schmerzerlebens darlegte. Sie beschrieb, dass ein Schmerz körperliche, seelische, soziale und spirituelle Anteile hat. Wird Schmerzerleichterung intendiert, sind ein ganzheitliches Verständnis und ein mehrdimensionaler Behandlungspfad zu diesem komplexen Phänomen voraussetzend. Ungewissheit und Angst lösen seelische Schmerzen aus. Einsamkeit bedingt den sozialen Schmerz. Eine nicht gesühnte Schuld kann bei einem Glauben an einen strengen und strafenden Gott spirituelle Schmerzen auslösen, ebenso die Ungewissheit über das

Weiterexistieren der Seele nach dem Ableben. Das totale Schmerzerleben entsteht durch das Zusammenwirken dieser Komponenten. Die physische Unfähigkeit, sich sprachlich verständlich auszudrücken, kann psychische Schmerzen, beispielsweise Angst und Unruhe, auslösen und auch verstärken. Die Person kann in einem Teufelskreis zwischen Angst und Schmerz gefangen sein. Angst vor einem Schmerz wirkt auf einen körperlichen Schmerz verstärkend. Der intensivierte Körperschmerz wiederum steigert die Angst vor dem Schmerz, und dieser Kreislauf könnte sich ins Unerträgliche steigern. In weiterer Folge senkt sich die Schmerztoleranz und der Körperschmerz nimmt an Intensität zu. Die Behandlung eines totalen Schmerzes erfordert neben der unverzichtbaren fachlichen Kompetenz auch ein hohes Ausmaß an Empathie. Saunders wies darauf hin, dass letztlich nur die Leidenden selbst Auskunft darüber geben können, ob, wo und wie etwas schmerzt.

Schmerzanzeiger

Die Schmerzerfassung bei Menschen mit Demenz kann herausfordernd sein, denn Erkrankte im fortgeschrittenen Krankheitsstadium können sich nicht mehr verständlich mitteilen. Der Wortschatz, insbesondere von ehemals wortkargen Personen, wird noch dürftiger. Körpersprache und Mimik können reduziert sein, Müdigkeit und Resignation begünstigen Rückzugsverhalten. Ein Seufzen kann für ein „Es geht mir gut" und für Wohlbefinden stehen. Es könnte jedoch auch ein nonverbaler Hinweis auf Schmerz sein. Auch Verhaltensweisen wie Schlaflosigkeit, Unruhe und Verweigerung können Schmerzanzeiger sein. Hellhörigkeit ist gefragt, wenn die Erkrankten nicht mehr aufstehen wollen, sich unsicherer bewegen als sonst oder häufiger stürzen. Schmerzgeplagte wollen nicht mehr essen und verlieren an Gewicht. Ihnen ist übel, sie erbrechen öfter, der Blutdruck ist höher als sonst, die Haut ist blass und sie schwitzen vermehrt. Die Erkrankten können über Schmerzlokalisation, -intensität und -charakter, über Zeitpunkt des Auftretens und Schmerzdauer sowie über mögliche Schmerzauslöser nicht mehr sprechen. Ebenso können sie keine Angaben mehr über die Wirkungen von Arzneien und zur subjektiven Verträglichkeit derselben geben. An Demenz Erkrankte fühlen brennenden Schmerz beim Urinieren und großes Unbehagen, wenn die Harnblase irritiert und entzündet ist. Sie zeigen dies durch Schlaflosigkeit und motorische Unruhe. Das zeitgleiche Vorhandensein mehrerer, nicht heilbarer Krankheiten begünstigt vor allem das Entstehen chronischer Schmerzen. Diese bedürfen einer therapeutischen und psychosozialen Behandlungsplanung, die einerseits individuell und situativ, andererseits auch vorausschauend erfolgen muss.

Schmerzerfassung bei Demenz

Schmerzlinderung bei an Demenz erkrankten Menschen ist prioritär! Nygaard und Jarland (2005) stellten fest, dass Menschen mit Demenz weniger Schmerzmittel bekommen als Personen mit ähnlichen Krankheitsbildern und ohne Demenz, was auch Kostrzewa (2010) bestätigte. Untersuchungen wie diese erlauben den Schluss, dass Schmerzen von Betreuenden zu spät erkannt und ungenügend eingeschätzt werden. Ein empathisches Gespräch oder eine sanfte Einreibung verfehlen die wohltuende Wirkung, wenn eine Person körperliche Schmerzen erleidet und primär eines Analgetikums bedarf. Zudem erschweren körperliche Schmerzen die Bewältigung seelischer Leidenszustände im Zusammenhang mit Krankheitsdiagnose, -verlauf und -prognose, ebenso die Vorbereitung auf den nahenden Tod.

Bei Menschen, welche an einer frühen Phase einer demenziellen Erkrankung leiden, können numerische Skalen zur Ermittlung der Schmerzstärke verwendet werden. Hierzu steht beispielsweise die Analogskala zur Verfügung. Deren Vorderseite weist eine Zahlenreihe von 0 bis 10 auf. 0 bedeutet Schmerzfreiheit und die Ziffer 10 markiert einen unvorstellbar starken Schmerz. Analog dazu befindet sich auf der Rückseite der Skala ein Farbverlauf von Hellgrau bis Schwarz. Nach Belieben kann entweder die Farb- oder die Zahlenskala zur Quantifizierung des Schmerzes verwendet werden. Man bedient sich eines Schiebers, welcher die subjektiv empfundene Schmerzintensität markiert. Abgelesen wird die

Schmerzstärke anhand der numerischen Skala, welche zugleich die Grundlage für eine Schmerzverlaufsdokumentation darstellt.

An Demenz erkrankte Menschen sind mit solchen Skalen in einer fortgeschrittenen Phase der Erkrankung jedoch überfordert, weil sie deren Bedeutung nicht mehr erfassen können. Für sie wurden spezielle Assessmentinstrumente entwickelt. Zwei davon werden nun vorgestellt. Ihr Einsatz erweist sich vor allem dann als sinnvoll, wenn Unsicherheit darüber besteht, ob eine Person Schmerzen hat oder nicht.

Beispielsweise dient das ECPA-Schema[16] der Schmerzerfassung und der Erfolgskontrolle der Schmerztherapie, jedoch durch Fremdbeurteilung (Morello et al., 2007). Die fremd beurteilende Person sollte die/den Erkrankte/-n mindestens drei vorangegangene Tage hindurch beobachtet haben, ehe sie eine Einschätzung durchführt. Die Verhaltensbeobachtung mittels ECPA-Skala wird in ein- bis zweitägigen Abständen wiederholt, um entweder das vorherige Ergebnis zu bestätigen oder um den Erfolg einer bereits eingeleiteten Schmerztherapie zu überprüfen. Die ECPA-Schmerzerfassungsskala umfasst drei Dimensionen und gliedert sich in elf Items. Diese werden in ihrer Ausprägung jeweils zwischen null und vier Punkten bewertet. In der ersten Dimension wird das Verhalten, fern von pflegerischen Interventionen, beobachtet. Quantifiziert werden verbale Äußerungen, Gesichtsausdruck und Ruhehaltung der Erkrankten. Verhaltensweisen, die Betroffene während der Durchführung pflegerischer Handlungen zeigen, werden in der zweiten Dimension bewertet. Beobachtet werden ebenfalls Abwehrreaktionen, Verhaltensweisen bei der Mobilisation oder bei der Pflege schmerzhafter Zonen. Die Beobachtungen der dritten Dimension zielen auf Veränderungen der gewohnten Aktivitäten, wie Appetit, Schlaf, Mobilität, Kommunikation und Kontaktfähigkeit, ab. Der Gesamtscore wird aus der Summe aller elf Items ermittelt und reicht von „kein Schmerz" (0) bis „stärkster Schmerz" (44). Je höher die Punktzahl, desto eher liegt eine Schmerzsituation vor. Wie im

---

[16] ECPA: Echelle comporementale de douteur pour personnes âgées non communicates; Frankreich, 1993.

Kapitel „Totaler Schmerz" beschrieben, müssen neben den körperlichen Schmerzanteilen auch psychosoziale und spirituelle bedacht werden. ECPA ist zwar kein subjektives, jedoch ein positiv evaluiertes, valides[17] Messinstrument.

Zur Schmerzerfassung bei Demenz wird ebenso die von einer Expert(inn)engruppe der Deutschen Gesellschaft zum Studium des Schmerzes konzipierte BESD-Skala (Basler, 2006) eingesetzt. Es handelt sich dabei um die aus dem Amerikanischen übersetzte PAINAD-Skala (Warden et al., 2003). Die Deutsche Gesellschaft zum Studium des Schmerzes (DGSS, o. J.) definiert Hinweise zur Anwendung von BESD. Zunächst wird die Situation, in der die Patientin/der Patient zwei Minuten lang beobachtet wird, angegeben: sitzend, liegend, während der Körperpflege, beim Gehen oder während eines Wechsels der Körperposition, z. B. vom Liegen zum Sitzen, vom Sitzen zum Stehen. Zwecks Vergleichbarkeit der Ergebnisse sollte sich die/der Erkrankte bei wiederholtem Einsatz der BESD-Skala möglichst in derselben Situation befinden wie bei vorangegangenen Messungen. Die Beobachtung umfasst fünf Bereiche: Atmung, negative Lautäußerungen, Gesichtsausdruck, Körpersprache und Trost. Die maximal zu vergebende Punktanzahl pro Kategorie beträgt 2. Zwei Spalten sind für die Dokumentation der Beobachtung vorgesehen. Für die Auswertung werden die in der rechten Spalte angegebenen Werte addiert. Die linke Spalte beinhaltet nicht beobachtetes Verhalten. Der jeweils höchste Punktwert zählt. Der Gesamtscore beträgt 20 Punkte. Gemäß Einschätzung der DGSS liegt ab einem Wert von 6 Punkten eine behandlungsbedürftige Situation vor.

Wenn auch gut evaluierte Assessmentinstrumente verfügbar sind, gilt es stets zu bedenken, dass es sich dabei um eine Fremdbeurteilung handelt und diese subjektiv erfolgt! Die Einschätzung erfolgt nicht durch den Menschen, der den Schmerz fühlt. Dies erklärt den Umstand, dass verschiedene Personen zu einem anderen Messergebnis kommen können und dass eine Person das Punktergebnis einer anderen mitunter nicht nachvollziehen kann.

---

[17] Valide bedeutet zuverlässig.

Jedes Ergebnis bedarf einer Interpretation dahingehend, ob es sich um einen primär physischen, um einen psychosozialen, spirituellen oder um einen psychosomatischen Schmerz handelt. Bei Letzterem erfahren die Betroffen einen körperlichen Schmerz, der jedoch psychische Ursachen hat. Dies können Verzweiflung oder Einsamkeit sein. Die Betroffenen bleiben also bezüglich ihrer Schmerzen auf die hohe Sensibilität und sorgfältige Beobachtung von ihren Bezugspersonen angewiesen. Das sind vor allem die pflegenden Angehörigen, die den an Demenz erkrankten Menschen, seine verbalen und nonverbalen Ausdrucksweisen von Schmerz frühzeitig wahrnehmen und im Kontext der täglichen Aktivitäten am ehesten deuten können. Dies ist ebenso das fachlich geschulte Personal, das über einen fundierten Wissensstand und über Erfahrungen mit nonverbalen Ausdrucksweisen von Schmerz bei Menschen mit Demenz verfügt. Reagieren jedoch Angehörige übermäßig besorgt, sind es wiederum die Betreuenden, die das Verhalten der Erkrankten anhand kriteriengeleiteter Beobachtung besser einschätzen können. Die Zusammenarbeit von Angehörigen und Fachkräften auf Augenhöhe, ein wertschätzender Dialog, hat das Potenzial, dem tatsächlichen Erleben der Betroffenen möglichst nahezukommen und schmerzlindernde Maßnahmen ehestmöglich einzuleiten bzw. entsprechend zu adaptieren. Jedenfalls erfahren durch den Einsatz von Schmerzerfassungsinstrumenten alle an der Betreuung involvierten Personen eine Weitung ihres Sensoriums hinsichtlich der Wahrnehmung von Schmerzen.

Werte An- und Zugehörige!
Wenn Sie den Ihnen nahestehenden und an Demenz erkrankten
Menschen über einen längeren Zeitraum hinweg betreut und
beobachtet haben und/oder dies gegenwärtig tun,
dann bekunden Sie bitte Ihre Bereitschaft zur Mitwirkung
an der Schmerzerfassung gegenüber dem
pflegerischen und medizinischen Personal.
Ihre Erfahrungen tragen wesentlich zum Erkennen von nonverbal
geäußerten Bedürfnissen der Erkrankten bei.

Hilfreich erscheint eine differenzierte Unterscheidung der oftmals synonym verwendeten Begriffe „Leid" und „Schmerz". Das vielschichtige Phänomen des Schmerzes bedarf eines Organismus und bringt demnach körperliches Missempfinden mit sich. Leid hingegen bezeichnet die subjektive, überwiegend emotionale Bedeutungszuschreibung in Bezug auf eine konkrete Lebenserfahrung. Demnach werden beispielsweise tödlich verlaufende Erkrankungen mit einhergehender Symptomlast und hoher Progredienz, Beeinträchtigungen im Hinblick auf Selbstbestimmung und Selbstständigkeit als „leid-voll" erfahren. Leid ist also nicht ausnahmslos mit einem körperlichen Geschehen verknüpft. Auch eine spirituelle Not kann Leid verursachen. Im Zuge der schmerzvollen Krebserkrankung seiner Mutter und des Eintritts seines Vaters in ein Altenheim lernte Kurt zwischen körperlichem Schmerz und subjektivem Leid zu unterscheiden. Die Mutter erlitt tumorbedingte körperliche Schmerzen und benötigte eine Schmerztherapie. Der Vater klagte über das (leidvolle) Alleinsein im Seniorenheim. Zu diesem Zeitpunkt war der alte Mann noch weitgehend selbstständig. *„Auf Leid kann ich reagieren. Ich kann mit Papa darüber nachdenken, was ihm in dieser Situation guttun könnte"*, resümiert Kurt. Heilsam erweisen sich das Ernstnehmen der Gefühle der Betroffenen und die Bereitschaft, gemeinsam nach Ressourcen und Lösungen zu suchen. *„Vater hatte keine Schmerzen. Er war leidend, weil er vor dem Alleinsein Angst hatte"*, so die Erfahrung von Kurt.

Bindung und Resilienz

Der Wunsch nach Bindung ist ein biologisch determiniertes Grundbedürfnis, das über die gesamte Lebensspanne hinweg von zentraler Bedeutung für die Bewältigung von Krisen und Herausforderungen ist. Das Gefühl von Sicherheit wird durch feinfühligen und verfügbaren zwischenmenschlichen Kontakt vermittelt. Auf Basis von Bindungserfahrungen im frühen Lebensalter werden innere (mentale) Arbeitsmodelle ausgebildet, die der Person später als Ressource im Umgang mit Krisen und Herausforderungen, beispielsweise bei schwerer Erkrankung, zur Verfügung stehen. Beschrieben werden vier Modelle der Bindung: sicher gebundene Personen, unsicher-vermeidend gebundene, unsicher-ambivalent und desorganisiert gebundene Personen mit unverarbeiteten Traumatisierungen (Mauer et al., 2014). Der Kinderpsychiater und Bindungsforscher John Bolwby (1999, S. 22) geht davon aus, dass das sogenannte „Bindungsverhaltenssystem" und zugleich Steuerungssystem, in Analogie zur physiologischen Homöostase, auch in der Beziehung einer Person zu ihrer Bindungsfigur aufrechterhalten wird und nur in spezifischen Kontexten effektiv wirksam werden kann. Demnach, so Bolwby (ebd., S. 23), kann das Fehlen oder eine misslungene Reaktion einer Bezugsperson zu einer traumatischen Reaktion führen. Die Kinder, welche erfolgreich Nähe zu ihrer Bindungsperson herstellen können, entwickeln andere Arbeitsmodelle als jene, deren Bemühungen erfolglos bleiben oder unvorhersehbar akzeptiert werden, so Fremmer-Bombik (1999, S. 112).

Was führt nun dazu, dass die einen Menschen eine überwiegend vertrauensvolle Haltung gegenüber einem Leben mit Demenz einnehmen können, die anderen hingegen eine eher zweifelnde, unsichere und ängstliche Grundstimmung aufweisen? Hierzu sei die Bedeutung der Ausbildung einer seelischen Widerstandskraft, welche als „Resilienz" bezeichnet wird, genannt. Diese bildet gewissermaßen das Fundament für eine von Vertrauen und Zuversicht geprägte Lebenshaltung. Voraussetzend für die Ausbildung von resilienten Eigenschaften, etwa einer positiven Lebenseinstellung und ein gestaltender Umgang mit herausfordernden Lebenslagen, ist die Erfahrung einer verlässlichen und beständigen Bindung zu einer Person und somit die Erfahrung einer sicheren Bindung in der frühen Kindheit. Falls einer Person diese Erfahrungen in der Kindheit jedoch verwehrt blieben, kann Resilienz auch noch im späteren Leben nachreifen. Erleben Menschen sogenannte „zielkorrigierende Partnerschaften" (Bolwby, 1973), können die früh erworbenen und negativen Folgen von Bindungserfahrungen gewissermaßen überschrieben werden. Beispielsweise könnte Resilienz auch im Zuge einer über mehrere Jahre hinweg andauernden Gesprächspsychotherapie nachreifen, auch dann, wenn der Mensch bereits ein hohes Alter erreicht hat, ebenso in einem frühen Stadium der Demenz. Ja, sogar in einem Altenheim lebend, wenn sich die Person in einem liebevollen, fürsorglichen Umfeld eingebettet fühlt und dort wenigstens eine verlässliche Bezugsperson an ihrer Seite weiß, kann sich Resilienz noch ausbilden. Hierfür ist es also nie zu spät! Beziehungsaufbau und -pflege erwirken immer einen Zuwachs des Gefühls „Es ist gut, dass es mich gibt", unabhängig davon, ob ein Mensch noch leistungsfähig ist oder ob er in Zusammenhängen denken oder sprechen kann. Je nachdem, wie sehr in einem Menschen das innerseelische Ressourcenpotenzial in den ersten Lebensjahren und im Laufe der späteren Sozialisation ausgebildet wurde, kann er sein Altern, auch wenn diese Lebensphase von Verlusterfahrungen und körperlichen Gebrechen geprägt ist, eher akzeptieren und diesem in einer überwiegend lebensbejahenden Haltung begegnen.

Wenn alte und an Demenz erkrankte Menschen über keine familiären und extrafamiliären Beziehungen mehr verfügen, erleben sie bittere soziale Einsamkeit. Das Gefühl von niemandem mehr freudvoll erwartet zu werden, für das Leben keiner Person mehr bedeutsam zu sein, lässt die Lebensfreude schwinden. Gedanken an das Sterben nehmen zu und drängen zunehmend ins Bewusstsein. Die Begleitung durch eine vertraute oder auch durch eine fachkompetente und vertrauenswürdige Bezugsperson ist höchst bedeutsam und dient zudem der Suizidprävention.

Beispielsweise könnte eine in Gesprächsführung geschulte und empathische Person, beispielsweise ein/-e Lebens- und Sozialberater/-in, in die Begleitung eingebunden werden. Mit ihr könnte der alte Mensch vorbehaltlos, wiederholt und lebenslang über sein Erleben sprechen und Weisen der Bewältigung sozialer Einsamkeit und damit einhergehender belastender Gefühle entwickeln. Diese, den Lebensabend alter Menschen begleitende Person, sollte die aufrichtige Bereitschaft aufbringen, sich in die Erlebenswelt der Einzelnen hineinzubegeben, eine verlässliche und stabile Bindung aufzubauen und sich für das Leben dieser Menschen, vor dem Hintergrund von persönlicher Biographie und Historizität, zu interessieren. Über Anliegen und Themen, Ziele und Wege in der Psychotherapie ist im Kapitel ´Psychotherapie` nachzulesen.

Viele an Demenz Erkrankte fühlen bittere Einsamkeit, selbst wenn sie in Altenpflegeeinrichtungen leben, inmitten von Menschen, die sie versorgen. Von Funktionalität, verbaler Knappheit, emotionaler Kühle und Distanz geprägte menschliche Begegnungen vermögen die seelischen Bedürfnisse einsamer Menschen nicht zu nähren, was zu deren „sozialem Tod" führen kann. Dieser, durch zunehmend soziale Vereinsamung herbeigeführte Tod, tritt auch dann ein, wenn Menschen einen ausgeprägten Verlust ihrer bisherigen sozialen Rollen erfahren, wenn sie sich emotional zu keinem Menschen mehr verlässlich gebunden und von niemandem noch ehrlich geliebt fühlen. Krankheitsbedingt eingeschränkte Sinneswahrnehmungen, etwa im Zuge einer Demenz, infolgedessen die Betroffenen ihre

Bezugspersonen nicht mehr eindeutig erkennen können und deswegen depressiv oder ängstlich reagieren, bedingen ebenfalls soziales Sterben noch vor dem physischen Tod.

Vor allem in den ländlichen Regionen leben alte Menschen mit Demenz alleine und einsam in ihren Häusern und Bauernhöfen. Das nachbarschaftliche Umfeld befindet sich in einer zu großen räumlichen Distanz, sodass zwischenzeitliche Kurzbesuche kaum zustande kommen. Ein ressourcen- und bedürfnisorientiertes und umsorgendes Personennetzwerk innerhalb der Bürger/-innen solcher Gemeinden ist unerlässlich und bedarf einer Organisation und steten Evaluierung. Konzepte, wie beispielsweise die Einbindung von Menschen, die ehrenamtlich dem Mitmenschen dienen wollen, erweisen sich als höchst sinnstiftend. Eine sehr traurige Auswirkung von Einsamkeit alter Menschen ist, so das Ergebnis der diesem Buch zugrundeliegenden empirischen Untersuchung[18], dass einsame alte Personen eher eine aktive Lebensbeendigung, etwa durch ärztlich assistierten Suizid, im Falle einer Demenz in Erwägung ziehen als jene Menschen, die liebevolle und tragfähige Beziehungen bzw. eine soziale Einbindung in Gemeinschaften erfahren.

Im Unterschied zum Alleinsein lässt sich der Schmerz sozialer Einsamkeit in der Regel nicht durch die alleinige Teilnahme an gemeinschaftlichen Aktivitäten und diversen Beschäftigungsmöglichkeiten lindern oder gar beseitigen. Beschäftigung fokussiert vor allem auf die Durchführung von Handlungen oder Handlungssequenzen. Jedoch wird dieser Ansatz von den Betroffenen oftmals als wenig sinnerfüllend, abseits eines biographischen Bezuges, somit der individuellen und zentralen Lebensthemen der Menschen. Zentral ist das gewollte und ehrliche In-Beziehung-Treten zu einer Person. Beziehung meint eine grundlegende und durchgängige Form der Wechselwirkung, die alleinig durch das Bemerken und Dasein eines anderen Menschen

---

[18] Wöger, S. (2019). Ärztlich assistierter Suizid bei Demenz!? Eine qualitative und tiefenpsychologisch angeregte Studie mit Zugängen aus den integrativen Gesundheitswissenschaften. Norderstedt: BoD.

entsteht. Der Freiraum in Beziehungen liegt darin, ob und wie sie gestaltet werden.

Eine Gemeinschaft hilft Paul aus der Einsamkeit

Pauls Familie war überrascht, als er entschied, in ein Seniorenwohnhaus zu übersiedeln. Niemand hatte ihm diesen Schritt je zugetraut. Doch sein Vorhaben war von Zuversicht und Vorfreude begleitet. Der 94-Jährige war an einer Alzheimerdemenz erkrankt. Wohl hatte der vorausgehende und monatelange Besuch der Tagesheimstätte des Senioren-wohnhauses zu diesem Entschluss beigetragen, denn in der dortigen Gemeinschaft der 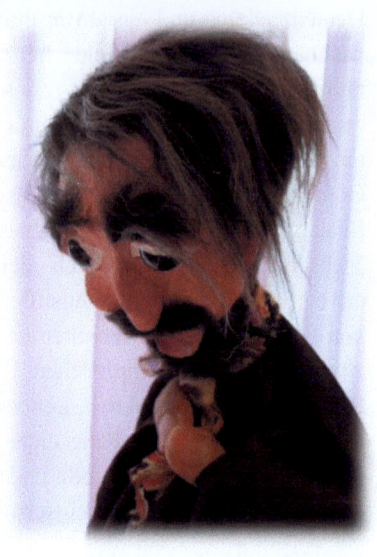 Senioren und Seniorinnen fühlte er sich herzlich aufgenommen und die gemeinsam durchgeführten Aktivitäten interessierten ihn. Sein noch berufstätiger Sohn Kurt besuchte den Vater regelmäßig im Altenheim. Die beiden nahmen gemeinsam das Abendessen ein, spielten „Mensch ärgere Dich" nicht oder verfolgten die Nachrichten via TV. Doch mit der Zeit wurde Paul immer ruhiger, war kaum noch im Aufenthaltsbereich des Altenheimes zu sehen, aß weniger, ließ manche Mahlzeit unberührt stehen. Kurt war besorgt und fragte Paul, wie er das Leben im Altenheim denn nun wahrnehmen würde. Paul erwiderte traurig: *„Ich fühle mich hier so einsam und eigentlich mag ich so nicht mehr* (leben). *Außerdem fehlen mir Stefan und Fritz."*

Geriatrische Langzeitbetreuungseinrichtungen verfügen in der Regel nicht über die Möglichkeit, kreative, schöpferische Aktivitäten oder handwerkliche Tätigkeiten anzubieten, da die finanziellen und personellen Ressourcen für die Einrichtung und Betreuung entsprechender Werkstätten leider nicht vorhanden sind.

„In welcher Weise könnte ich Vater nun hilfreich sein?", überlegte Kurt. Daraufhin lud er Familie, Freunde und ehemalige Nachbarn des Vaters ein und erzählte von Vaters Einsamkeit. Durchwegs war Betroffenheit spürbar. Schließlich wurden in dieser Runde verschiedene Möglichkeiten angedacht und konkrete, persönliche Bereitschaften kamen zur Sprache. Gemeinsam überlegte man, wer Paul an welchen Tagen und zu welchen Zeiten besuchen könnte und welche Aktivitäten jemand mit ihm unternehmen könnte. Den anderen beiden Söhnen Stefan und Fritz, sie wohnten in weiter Entfernung vom Altenheim und kamen seltener zu Besuch, war nicht bewusst, dass der ehemals so selbstständige Vater, der zudem mit dem Alleinsein seit dem Tod seiner Gattin gut zurechtkam, nun doch den Wunsch nach mehr Begegnung, auch mit ihnen, verspürte. Vereinbarungen wurden getroffen und prompt umgesetzt. Pauls Freunde wohnten noch zu Hause und pflegten kaum soziale Kontakte. Darunter waren auch hochbetagte Menschen. Einige der Männer waren verwitwet und ebenso wie Paul oftmals alleine. Im Heim nahmen sie gemeinsam mit ihrem Freund an diversen Veranstaltungen teil und fühlten sich dadurch auch selbst wieder in eine Gemeinschaft integriert: Geburtstagsfeiern, Weihnachtsgottesdienste oder das Konzert einer Blasmusikkapelle zum Erntedank. Willibald, ein langjähriger Nachbar von Paul, besuchte mit ihm einmal in der Woche den Pfeifenraucherklub. Die Pflegenden anvertrauten Paul gar einen „Schützling", wie er seinen netten Mitbewohner liebevoll nannte. Dieser alte Herr war sehbeeinträchtigt und war auf den Rollstuhl angewiesen. Ihm las Paul aus der Zeitung vor und besuchte mit ihm nachmittags die Kantine, um eine Cola zu trinken. Paul bekam somit eine bedeutsame Aufgabe übertragen, die ihn angemessen forderte, jedoch nicht allzu anstrengend war. Er war für einen seiner Mitmenschen hilfreich, unterstützte dadurch auch die Pflegenden und fühlte sich gebraucht und wertvoll. Vor allem gab es wieder einen Menschen, der dringlich auf ihn wartete. Pauls Sohn koordinierte die laufenden Absprachen unter den Besuchenden. Dadurch, dass sie sich gemeinschaftlich um Paul kümmerten, erfuhren sie selbst ihr Dasein wieder freudvoller und vor allem sinnerfüllter. Als Paul Ausgänge zu beschwerlich wurden, holte einer seiner Vertrauten Werkzeug herbei, um mit ihm gemeinsam einfache

Schnitzereien zu fertigen. Dies war im Zimmer des Altenheimes leicht möglich und löste Anerkennung und Staunen bei den Pflegenden und Heimbewohnern und -bewohnerinnen aus. Paul fasste ein, wie er sagte, *„letztes Ziel"*: die Fertigung von weihnachtlichen Krippenfiguren für das Altenheim.

Würdigung und ihre Bedeutung für die Betroffenen

Alte Menschen verfügen über einen enormen Schatz an Lebens- und Leiderfahrung. Auch dann, wenn sie an einer Demenz erkrankt sind, wollen sie von ihrem Leben erzählen, gemäß ihren Möglichkeiten und oftmals in einer anderen Weise des Ausdrucks. In einer frühen Krankheitsphase ist dies jedenfalls noch sehr gut möglich. Die Biographien der erkrankten, alten Menschen sind durchwegs geprägt von Krieg, Armut, Krankheit und von einer Vielzahl an schmerzvollen Abschieden.

Doch wissen sie auch und vor allem über die großen Prozesse menschlichen Lebens, vom Werden, vom Reifen und vom Vergehen, und sind erfüllt von Werthaltungen wie jenen des Zusammenhaltens, des Hoffens und des Durchhaltens. Erlittenes braucht Anerkennung, jedoch keinesfalls im Sinne einer Glorifizierung des Leidvollen. Vielmehr geht es um eine Weise der Würdigung, wie das Unvorstellbare, Unzumutbare und Ungerechte erduldet bzw. überlebt werden konnte und wie angesichts überwältigender Ereignisse dennoch die Verzweiflung der Hoffnung weichen konnte.

Erwin war im Krieg in russischer Gefangenschaft. Bei bestimmten TV-Berichten steht er auf und geht aus dem Zimmer. Er kann über die Kriegszeit nicht reden. Alois hingegen nimmt die TV-Nachrichten zum Anlass, um von seinen Kriegserlebnissen zu erzählen. Beide Männer haben beide Weltkriege erlebt und bewältigen diese Erfahrungen im Alter in ihrer je individuellen Weise. Wenn sich auch über Wunden Narben bilden, so heilt die Zeit dennoch jeden Schmerz. Und das gilt es gemeinsam mit den Betroffenen auszuhalten.

Unsere alten Menschen verdienen es, dass man sich ihnen konzentriert und ehrfürchtig zuwendet, frei von Bewertung oder voreiliger Interpretation, stattdessen mit Interesse nach einem Mehrverständnis über das verwirklichte einzigartige Leben. Eine Würdigung dessen, wie der Mensch den Herausforderungen seines Lebens begegnete, könnte beispielsweise dadurch erfolgen, dass aufmerksam Zuhörende ihr Bemühen, das Ringen um gute Entscheidungen, wertvolle Haltungen und gute Handlungen sorgfältig aus einem Gespräch heraushören und zurückmelden, ob verbal oder auch nonverbal. So sagte ich zu Herrn Reinhard, der sieben Jahre lang seine schwerkranke Tochter pflegte, ehe sie verstarb: *„Wenn ich das richtig gehört habe, dann haben Sie über viele Jahre entschieden Ihre Bedürfnisse zugunsten jener Ihrer kranken Tochter zurückzustellen. Ich bewundere Ihre Liebesfähigkeit. Darin sind Sie mir ein besonderes Vorbild"*, woraufhin ein erlösender Tränenfluss in Gang kam und er Trost und menschliche Wärme erfahren konnte. Sinnvoller hätte Herr Reinhard auf ihre schicksalhafte Erkrankung wohl nicht reagieren können. Vielleicht möchten die an Demenz erkrankten Menschen auch noch über das, was im Leben offengeblieben ist, sprechen. Zudem ist kein Menschenleben frei von Schuld. Sie fühlen das zur Neige gehende Leben und ersehnen Begleitung, etwa im Auffinden einer versöhnlichen und barmherzigen Haltung sich selbst und anderen gegenüber. Alte und vor allem an Demenz erkrankte Menschen fühlen, ob jemand nur fachlich geschult oder auch leidvertraut ist. Sie haben sehr feine Sensoren für die Möglichkeiten und Grenzen ihrer Begleiter/-innen. Im Zuge von Supervision stellen Betreuende oftmals die Frage, wie sie sich von den alten Menschen und deren Sorgen denn *„gut abgrenzen"* können, um nicht davon vereinnahmt zu werden. Doch bedarf es zuallererst der Fähigkeit des Sich-Einlassens auf einen Menschen, ehe die Balance hin zum rechten Maß zwischen Nähe und Distanz gefunden werden kann.

Zeitgerechtes Einbinden eines Mobilen Palliativ- und/oder Hospizteams

Zusätzlich zur Inanspruchnahme von mobilen Pflegediensten, etwa der Mobilen Altenhilfe oder Hauskrankenpflege, sollte zeitgerecht an die Einbindung eines Mobilen Palliativ- oder Hospizteams gedacht werden, wenn Menschen ihr Leben zu Hause beenden wollen. Das Mobile Palliativteam ist ein multiprofessionelles Team, das sich der Betreuung Schwerkranker zu Hause widmet. Die Expertise liegt in der ganzheitlichen Beratung zur Linderung belastender Symptome. Das Ziel liegt in der Reduktion bzw. Vermeidung von Krankenhauseinweisungen. Weiters bildet das Team eine bedeutsame Schnittstelle zwischen Krankenhaus und dem Zuhause der Patientinnen und Patienten. Das Mobile Hospizteam besteht aus qualifizierten ehrenamtlich tätigen Hospizbegleiterinnen und -begleitern. Es bietet Palliativpatienten und -patientinnen und deren An- und Zugehörigen mitmenschliche Begleitung, ebenso Trauerbegleitung (Gesundheit Österreich, 2014, S. 25, 28). Die entsprechenden Kontaktdaten der Teams sind bei den jeweiligen Landesverbänden für Hospiz- und Palliativarbeit erhältlich.

Ehrenamtlich tätige Hospiz-Mitarbeiter/-innen begleiten Palliativpatienten und -patientinnen und ihre Familien in ihrer häuslichen Umgebung, ebenso im stationären Bereich, wo sie zur Mehrung des Guten beitragen. Sie bringen vielfache und höchst unterschiedliche berufliche und persönliche Erfahrungen mit. Ihre Motivation liegt vor allem darin, in der Welt Sinn zu stiften, etwa durch den friedvollen und achtsamen Umgang mit Kranken und Trauernden. Viele Ehrenamtliche fühlen sich durch tiefgehende persönliche Erfahrungen dazu motiviert, sich mit der eigenen Endlichkeit auseinanderzusetzen. Sie wollen einen Beitrag für ein Sterben unter würdevollen Bedingungen leisten. Ihr Tätigsein beschreiben sie oftmals als *„herausfordernd"* und noch viel öfter als *„berührend"* und *„das eigene Leben bereichernd"*.

Gisela besucht seit sechs Jahren einmal in der Woche einen geistig und körperlich schwer beeinträchtigten jungen Mann. Während sie an seinem Bett verweilt und ihm vorliest, gönnen sich die pflegenden Eltern Erholungszeit, etwa um ins Kaffeehaus zu gehen, Freunde zu treffen oder um gemeinsam Einkäufe zu erledigen. Ulrike unternimmt mit einer Witwe regelmäßig Spaziergänge, wo über alles geredet wird. Bernadette begleitet einen schwerkranken Mann beim Arztbesuch, manchmal auch in ein Konzert und dabei hat sie stets ein offenes Ohr und Herz für all das, worüber er sprechen möchte.

Pflegerische Tätigkeiten dürfen ehrenamtliche Mitarbeiter/-innen nicht durchführen, doch bieten sie Zeit, Gespräche und Begleitung in der Trauer an. Das erfolgreiche Absolvieren einer Basisausbildung befähigt die Hospiz-Mitarbeiter/-innen zum Ehrenamt im Kontext von Palliative Care. In Österreich bieten verschiedene Trägerorganisationen Lehrgänge für Lebens-, Sterbe- und Trauerbegleitung an, deren Inhalte sich an den Standards des Dachverbandes Hospiz Österreich (2019) orientieren. Die Auseinandersetzung mit zentralen Inhalten im Kontext von Hospizarbeit wird sowohl im Rahmen von Lehrveranstaltungen als auch im Zuge eines Praktikums erworben. Nach Abschluss des Lehrgangs besteht die Verpflichtung zur laufenden Fort- und Weiterbildung, ebenso zur Supervision. Werthaltungen müssen immer wieder reflektiert und durch gezielte Gespräche überprüft und ggfs. korrigiert oder geweitet werden.

Ehrenamtlich Tätige begleiten die Betroffenen durch die Krankheitszeit hindurch. Trauernde Hinterbliebene können sich auch nach dem Ableben ihrer Angehörigen an ein Mobiles Hospizteam wenden und bei der dort zumeist hauptamtlich tätigen Koordinatorin um eine Einzelbetreuung oder um die Teilnahme an einer Trauergruppe bitten. Die Hospizteams organisieren darüber hinaus wertvolle Veranstaltungen, etwa Vorträge zu bedeutsamen Themen oder Gedenkwanderungen.

Das Lebensende begehen

Nachstehend werden jene Termini gelistet und erläutert, welche im Kontext von „Sterben", insbesondere im Hinblick auf (medizin)ethische Fragen, relevant sind. Der aus dem Griechischen stammende Begriff Euthanasie bedeutet „guter Tod" (εὐθανασία, von eu~: gut, richtig, leicht, schön; thánatos: der Tod). Da der Begriff im Nationalsozialismus als Euphemismus und entgegen den Interessen der Patientinnen und Patienten verwendet wurde und daher aus heutiger Sicht unangebracht ist, empfehlen Expertinnen und Experten einmütig die Abschaffung der Begriffe „passive Sterbehilfe" und „indirekte Sterbehilfe" und deren Ersatz durch nicht emotionale, juristisch wie ethisch eindeutige Definitionen.

Therapie am Lebensende / Indirekte Sterbehilfe

Statt von „indirekter Sterbehilfe" sollte von einer „zulässigen Leidenslinderung unter Inkaufnahme einer Lebensverkürzung" die Rede sein (Loewy & Springer-Loewy, 2002, S. 139; Borasio, 2015, S. 22). Die Gabe stark wirksamer Medikamente kann zur Symptomlinderung notwendig sein, wobei nicht auszuschließen ist, dass infolgedessen Bewusstlosigkeit auftritt und im Zuge einer unbeabsichtigten und primär nicht intendierten Nebenwirkung der Todeseintritt beschleunigt wird (DGP, 2014, S. 8). Laut Körtner (2012, S. 174) ist indirekte Sterbehilfe ethisch wie rechtlich dann zu akzeptieren, wenn es zur Linderung von körperlichem Schmerz keine Alternativen mehr gibt.

Sterben zulassen / Passive Sterbehilfe

Statt von „passiver Sterbehilfe" sollte von einer „Nicht-Einleitung" oder „Nicht-Fortführung lebenserhaltender Maßnahmen", auch vom „Zulassen des Sterbens", gesprochen werden. Gemäß der Bioethikkommission des Bundeskanzleramtes Österreich (2015, S. 16) relativiert sich das Paradigma der Priorität des (biologischen) Lebens, sobald das medizinisch Machbare nicht mehr mit einem Nutzen für die Erkrankten, sondern lediglich mit einer Verlängerung des irreversibel ablaufenden Sterbeprozesses einhergeht. Der Einsatz nutzloser oder nutzlos gewordener Maßnahmen und der damit verbundenen Verlängerung der Sterbephase ist zugunsten des Prinzips „primum nihil nocere" (Nichtschadensprinzip) zu unterlassen. Keinesfalls ist eine unter kurativer Therapiezielsetzung als „lebensverlängernd" bezeichnete medizinische Maßnahme zu rechtfertigen, wenn der Verlauf der Krankheit eine weitere Behandlung nicht sinnvoll macht und/oder der Sterbeprozess dadurch verlängert wird. Borasio (2011, S. 115) appelliert an das „liebevolle Unterlassen" therapeutischer Maßnahmen zugunsten der Ermöglichung eines natürlichen Todes.

Ärztlich assistierter Suizid bei Demenz?

Vielleicht läuft Ihnen ein kalter Schauer über den Rücken, wenn Sie vom ärztlich assistierten Suizid bei Demenz lesen. Und möglicherweise verspüren Sie eine Art von Selbstmächtigkeit und -kontrolle oder sehen einen Ausweg aus einer für Sie unerträglichen, unwürdigen Lebenslage?

Des Öfteren suchen mich Menschen, bei denen der Verdacht einer Demenz besteht oder die bereits mit einer gesicherten Demenzdiagnose konfrontiert sind, in meiner psychotherapeutischen Praxis auf. Ihr Anliegen besteht nicht immer darin, sich mit der Diagnose Demenz und den Auswirkungen auf das künftige Leben auseinanderzusetzen und nach Möglichkeiten des Umgangs damit zu forschen. Diese Menschen suchen und ringen um eine Entscheidung dahingehend, ob sie einen ärztlich assistierten Suizid in der Schweizer Eidgenossenschaft in Anspruch nehmen sollen oder nicht. In Österreich ist diese Weise der selbstaktiven Lebensbeendigung nicht legalisiert. Rechtlich gesehen ist der ärztlich assistierte Suizid eine „Beihilfe zum Suizid". Mediziner/-innen nutzen bzw. sollen hier ihre besonderen ärztlichen Fähigkeiten einsetzen, um den Sterbewilligen den Weg in den Tod professionell zu ebnen. Ob es eine gesetzliche Regelung des ärztlich assistierten Suizides, beispielsweise im Falle einer Demenzerkrankung und bei subjektiv für unerträglich befundenes Leid, geben soll, wird international auf breiter Basis und durch Vertreter/-innen verschiedenster Disziplinen wie Akut-, Intensiv-, Palliativmediziner/-innen und Pflegepersonen, Juristinnen und Juristen, Ethiker/-innen, Theologinnen und Theologen, Patientinnen und Patienten, Angehörige und Interessierte, umfassend und emotional diskutiert (DGP, 2014, S. 7). Insbesondere in der Schweizer Eidgenossenschaft wurde in den letzten Jahren eine intensive Debatte darüber geführt, ob außer körperlich schwerstkranken Menschen auch Patientinnen und Patienten mit psychischen Erkrankungen und hochbetagte Menschen Zugang zu ärztlich assistiertem Suizid erhalten sollen. Die Generalversammlung der Sterbeorganisation EXIT beschloss im Jahre 2014 gar die generelle Freigabe des assistierten Suizids für Hochbetagte, den sogenannten „Altersfreitod", einzufordern (EXIT, 2017).

Die Ambiguität des Würdebegriffes wird insbesondere in der medizinethischen Diskussion über die Vor- und Nachteile einer Legalisierung des ärztlich assistierten Suizides deutlich. Es gibt die eine ethische Position, wonach zu einem würdevollen Sterben vor allem die Selbstbestimmung gehört und somit das Recht auf den eigenen Tod durch Inanspruchnahme ärztlich assistierten Suizides. Dieses hat laut Wiesing (2014, S. 56) einen höheren Rang als der Erhalt der biologischen Existenz. Binnen kurzem wird aus dieser Position heraus das gewichtige Argument des Autonomieverlustes, einhergehend mit dem Verlust der Menschenwürde, strapaziert. Für andere Medizinethiker/-innen hingegen, Vertreter/-innen einer zweiten ethischen Position, stellt das biologische Leben die Bedingung der Möglichkeit für Würde, Freiheit und Verantwortung des einzelnen Menschen dar und darf daher nicht zerstört werden. Zum Schutze der Menschenwürde ist Sterbehilfe und Suizidassistenz abzulehnen. Gefährdete Menschen sind außerdem vor dem Missbrauch von Sterbehilfe zu schützen (Gutmann, 2002, S. 182). Für den Medizinethiker Maio (2015) beinhalten die Lebensbejahung und die Beihilfe zum Suizid zwei in sich widersprüchliche Botschaften, „die man nie zusammenbringen wird". Das Ziel von Suizidbeihilfe liegt nicht in der Leidenslinderung, sondern in der Tötung von leidenden Menschen. Andererseits, so Maio, würden Mediziner/-innen und Vertreter/-innen der zweiten Position sterbewillige Menschen bevormunden, würden sie ihnen Suizidbeihilfe verwehren, wo doch ein jeder Mensch Anspruch darauf hat. Wunder (2014, S.

141–142) hingegen verweist auf die eigene Verantwortung der Suizidassistentinnen und -assistenten angesichts der Legalisierung ärztlich assistierten Suizides. Er hinterfragt, wie sich Assistentinnen und Assistenten verhalten müssten, wenn beispielsweise Sterbewillige aus plötzlich einschießender Angst die tödliche Arznei nicht zur Gänze schlucken können. Würden sie dann „nachhelfen", werden sie zu Täterinnen/Tätern einer nicht legalisierten Tötung auf Verlangen. Würden sie davon Abstand halten, müssten sie jedoch lebensrettende Maßnahmen einleiten. Doch dann würden sie entgegen dem Willen der Sterbewilligen eigenmächtige Heilbehandlungen durchführen.

Gemäß Immanuel Kant[19] würde sich der Mensch gerade durch Suizid seiner Freiheit und Autonomie versagen. Die überwiegende Zahl der Probandinnen und Probanden, welche ich im Zuge meiner Forschungsarbeit zum Thema „Ärztlich assistierter Suizid bei Demenz vor dem Hintergrund von persönlicher Biographie und Sozialisation" interviewt habe (Wöger, 2019), befürworteten einen solchen. Ihre Einstellung verwies auf deren Annahme, dass der Tod als ein Machwerk des Menschen begriffen wird: „Er [der Tod] wird nicht abgewartet, nicht als Gegebenes verstanden, sondern als etwas interpretiert, das man selbst machen, kontrollieren, gestalten kann" (Knaup, 2015, S. 320). Neben dem Würde- und Autonomieargument wurde von den Interviewpartnerinnen und -partnern auch das Argument des Mitleids angeführt, wonach es ein Akt der Barmherzigkeit wäre, ein für sinnlos befundenes Leben zu beenden. Jedoch könnten Barmherzigkeit und Achtung menschlicher Würde sich gerade dadurch ausdrücken, dass Mitmenschen sich der Leidenden annehmen, unabhängig davon, ob sie geistig orientiert sind, produktiv sein können oder eben nicht.

Das Pflege- und Betreuungskonzept von Palliative Care intendiert die höchstmögliche Orientierung an den Bedürfnissen der Erkrankten und deren Angehöriger. Belastende Symptome, auch psychische, wie Angst und Scham, sollen durch entsprechende Interventionen seitens

---

[19] Immanuel Kant war ein deutscher Philosoph der Aufklärung. Er lebte von 1724 bis 1804.

eines interdisziplinären Teams derart positiv beeinflusst werden, dass ein Sterbewunsch in den Hintergrund treten kann bzw. erst gar nicht auftritt. Es muss alles dafür getan werden, damit das Leben bis zu seinem Ende ohne schweres existenzielles Leiden gelebt werden kann.

Wenn auch die ethischen Positionen unterschiedlich sind, so gilt es allenfalls dem Suizidwunsch von Sterbewilligen in einer Haltung frei von moralischer Bewertung zu begegnen. Ich trage in mir den tief verankerten Auftrag, die individuelle Not der Betroffenen tiefgehend und umfassend wahrzunehmen, um lebensverlängernd auf die Erkrankten einwirken zu können. Mein zentrales Bemühen lautet: Für das Leben trotz Demenz!

Erika entscheidet für das Leben und entgegen ärztlich assistiertem Suizid, denn: In der Krise wächst die Kraft

> *„Leben heißt letztlich Verantwortung tragen für die rechte Beantwortung der Lebensfragen, für die Erfüllung der Aufgaben, die jedem Einzelnen das Leben stellt, für die Forderung der Stunde"*
> (Frankl, 1946, S. 125).

Die nachstehend beschriebene Begleitung von Frau Erika zeigt Folgendes auf: Wenn Menschen mit einem höchst krisenhaften Lebensereignis konfrontiert werden und zu diesem Zeitpunkt, auch nach dem Durchleben der ersten Schockreaktionen, noch nicht die Fähigkeit in sich tragen, trotz allem eine überwiegend und nachhaltig tragfähige lebensbejahende Haltung einzunehmen, so können sie diese im Laufe der Erkrankung entwickeln, weil sie geistig-seelische und/oder spirituelle Ressourcen vertiefen oder entwickeln und regelrecht eine andere, mitunter völlig neue Sicht auf das Leben entwickeln.

Der Weg vom anfänglichen Sterbewunsch durch ärztlich assistierten Suizid hin zu einer von wachsender Resilienz begleiteten Lebensbejahung wird nun beispielhaft durch die Begleitung einer 49-jährigen Patientin, Frau Erika, mit der Diagnose einer Multiplen Sklerose erzählt. Ähnliche Entwicklungen durchleben auch an

Demenz erkrankte Menschen. Doch möchte ich, stellvertretend für sie alle, Erika für die Leser/-innen dieses Buches zu Wort kommen lassen. Eine Möglichkeit, die Demenzerkrankten im fortgeschrittenen Krankheitsstadium nur noch bedingt oder gar nicht mehr möglich wäre. Ich besuchte die Patientin drei Jahre lang in ihrem Zuhause und in meiner Rolle als Psychotherapeutin. *„Sollte mir einmal jemand den Hintern im Bett putzen müssen, weil ich nicht mehr gehen kann, fahre ich in die Schweiz* (um dort ärztlich assistierten Suizid in Anspruch zu nehmen)", so die Patientin. Bereits wenige Wochen nach Diagnosestellung konnte Erika ihren Beruf als Regalbetreuerin in einem Einkaufsmarkt, auch das Autofahren, nicht mehr ausüben. Die verloren gegangene Unabhängigkeit durch die Beendigung der beruflichen Tätigkeit und die verwehrte Möglichkeit, mit dem Auto fortzufahren, wurden als enorm belastende Lebenszäsuren von ihr empfunden, was verdrießliche, übellaunige, auch wütende Stimmungslagen nach sich zog und ihr familiäres Umfeld in der Empathiefähigkeit zeitweilig gewaltig herausforderte. Erika fühlte sich wohl eingehüllt in ein liebevolles und fürsorgliches familiäres und soziales Umfeld, das ihr, unter Auslotung der Belastbarkeitsgrenzen auf beiden Seiten, verlässlich und tröstend zur Seite stand.

Über die Jahre hinweg galt es viele Reduktionen hinzunehmen und ein jeder Abschied von einer körperlichen Fähigkeit löste neuerlich schmerzhafte Trauerprozesse aus. Jede Reduktion ging mit Klage, einem bitteren Hadern mit dem Schicksal sowie mit einem Ringen um Haltung einher. Doch gab es immer wieder den Moment, wo sie es neuerlich geschafft hatte, sich auf einer für sie gefühlt niedrigeren Stufe an Lebensqualität neu einzufinden und trotz all der Einschränkungen dem Tag wieder etwas Sinnvolles abzuringen. Diese Begleitung zeigt, dass mit einer existenziellen Krise mitunter auch bislang ungeahnte Kräfte wachsen können, nicht unbedingt körperlicher Natur, sondern vielmehr geistiger. Jedoch entwickeln sich diese prozesshaft und sind naturgemäß durchdrungen von Haltungsschwächen oder auch -verlusten. Da gab es immer wieder den Punkt, wo Erika beispielsweise sagte: *„Ich kann nicht mehr leben!"* Doch muss ein solches momentanes Empfinden nicht das Ende des gesamten Krankheits- und Lebensprozesses darstellen.

Angesichts solcher Lebenserfahrungen werden auch seelisch-geistige, spirituelle Ressourcen mobilisiert, zu denen die Betroffenen vor einer schicksalhaften Erkrankung jedoch oftmals noch gar keinen Zugang hatten. Es vollzieht sich eine Art „innerseelische Adaption". Bedeutsam ist hierbei die Haltung der Begleiter/-innen. Keinesfalls erweist sich der reduktionistische Blick auf die bereits vorhandenen Autonomieverluste und künftigen Einschränkungen als hilfreich, da die Betroffenen als hilflose Opfer angesehen werden und dies auch als unangenehm wahrnehmen. Konzentrieren sich die Begleitenden jedoch auf die vorhandenen Möglichkeiten, auf jene Lebensbereiche, die es trotz körperlicher Einschränkung wieder bzw. erst zu entdecken und zu erleben gilt, so richtet dies Menschen eher auf und stärkt sie in einer zuversichtlichen Lebenshaltung. Gewissermaßen sollten Begleitende vor allem dann, wenn Verzweiflung sich ausbreitet, den konzentrierten Fokus auf die Möglichkeiten bewahren. Sie müssen darüber gar nicht sprechen, doch sollten sie dies durch ihre Haltung wahrhaftig bezeugen. Beides schließt einander nicht aus: Mitaushalten der Klage und gleichzeitige Haltungstreue dahingehend, dass die Betroffenen wieder ihren Weg im Umgang mit künftigen Herausforderungen finden werden.

Gemeinsam betrachteten Erika und ich beispielsweise die jahreszeitlichen Veränderungen in der Natur, hörten Musik, wählten gezielt Filmmaterial. Wir führten tiefsinnige Gespräche und auch der Humor kam nicht zu kurz. Erika entdeckte ihre Liebe zu Lyrik und Poesie, hörte in Zeiten der Unruhe gerne Hörbücher. Trotz begrenzter Lebenszeit schien sich die Wahrnehmung ihres Lebens zu vertiefen und zu intensivieren, ebenso das ihrer Angehörigen und auch mein eigenes. Erika wirkte insgesamt ruhiger und zufriedener.

Auf Basis dieser und anderer Begleitungen konnte ich beobachten, dass sich die Möglichkeiten, Einstellungen und Sichtweisen hinsichtlich des Umgangs mit einer existenziellen Lebenserfahrung erst *mit* der Krise, erst *im Zuge* der jeweiligen Herausforderung ausbildeten. Und diese sind am Beginn eines Weges nicht, oder nur sehr bedingt, vorhanden bzw. vorhersehbar. Weder Frau Erika noch jemand anderer hätte voraussagen können, wie sie und ihre Angehörigen mit dieser Erkrankung würden umgehen können. Hätte sie die Entscheidung zum assistierten Suizid im Vorfeld getroffen und vollzogen, viele Sinnmöglichkeiten für sie selbst und andere hätten nicht verwirklicht werden können. Frau Erika war fünf Jahre bettlägerig, pflegebedürftig, abhängig von der Unterstützung anderer und entschied sich letztendlich gegen die aktive Beendigung ihres Lebens durch ärztlich assistierten Suizid, obwohl es ihr körperlich gewiss noch möglich gewesen wäre, sich selbst die tödlich wirksame Arznei über die künstliche Magensonde zu applizieren.

Abschließend sei der Krankheits- und Bewältigungsprozess von Frau Erika bildlich dargestellt: Die schwarzen und abwärts verlaufenden Pfeile symbolisieren jene körperlichen Reduktionen im Zuge einer schweren Erkrankung, welche mit einer subjektiv empfunden beeinträchtigten Lebensqualität einhergehen. Die grünen und horizontal ausgerichteten Pfeile stehen für das Vermögen von Frau Erika, sich auf einer gefühlt niedrigeren Stufe an Lebensqualität wieder einzufinden. Die immer größer werdenden Blüten symbolisieren das zunehmende Wachstum innerer, geistig-seelischer Ressourcen trotz unaufhaltbarem, voranschreitendem Krankheitsprozesses. Am Beginn und am Ende des Krankheits- und Bewältigungsprozesses steht die Fragwürdigkeit, ob dieser Verlauf mit seiner individuellen Charakteristik denn im Vorfeld, etwa bei Diagnosestellung bzw. beim Auftreten erster Krankheitssymptome, absehbar bzw. einschätzbar sein kann und ob den Betroffenen und deren Angehörigen dadurch nicht auch jene sich erst prozesshaft entwickelnden Möglichkeiten und Bewältigungsweisen verwehrt blieben.

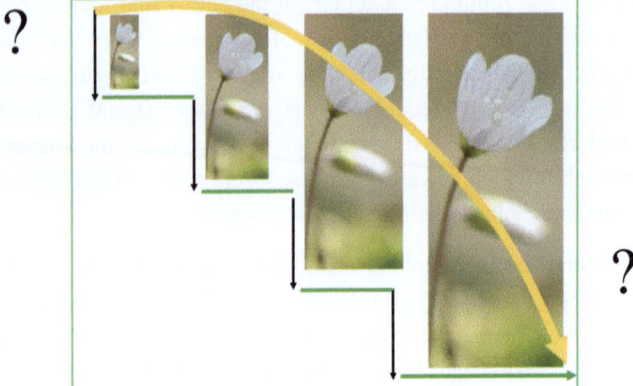

Es gibt sie, jene Lebenslagen, die von einer alles andere dominierenden und überwältigenden Anhaftung von Leid charakterisiert sind. Für Außenstehende/Nichtbetroffene ist die Dimension dieser Erfahrungen bestenfalls fragmentarisch, zumeist gar nicht zugänglich, da sie sich nicht in derselben Lebenslage befinden und die Lebens- wie auch Gefühlswelten der Betroffenen bestenfalls nur erahnen können. Dennoch: Wenn mir auch der Schutz des Lebens, das ich als ein Schöpfungsgeschenk und ein im höchsten Maße zu schützendes Gut erachte, ein normatives Lebensprinzip ist, kann ich mich der Äußerung von Borasio (2015, S. 22) anschließen, die da lautet: *„Genauso unstrittig ist aber, dass es bei bester Palliativversorgung schwerstkranke Menschen geben wird, die mit Berechtigung sagen: Das, was mir noch bevorsteht, möchte ich nicht erleben."*

Den Erkrankten Gutes tun

> *„Alles wird bedeutungsvoller, wenn man nahe daran ist,*
> *es zu verlieren"* (Sigmund Freud).

Bedeutsam für Angehörige ist, die noch verbleibende Zeit mit den Erkrankten sinnerfüllt und zugleich treu der Intuition, gemäß dem „inneren Gespür", zu gestalten. Was also könnten Sie für den erkrankten Menschen Gutes tun? Hierzu einige Anregungen:

In frühen Phasen der Demenz: Unglückliche Orientierung und Zeitverwirrtheit

Zeitgeschenke und positive Auswirkungen

Sie könnten den erkrankten Menschen durch Besuche Zeit und Aufmerksamkeit schenken. In einer frühen Phase der Demenz können Sie gemeinsam noch eine einfache, wohlschmeckende Mahlzeit zubereiten und genießen. Vielleicht ist auch noch das gemeinsame Einkaufen oder ein Kaffeehausbesuch möglich. Das Verweilen an vertrauten Orten schafft Orientierung, Sicherheit und Beruhigung. Sie könnten einen kleinen Spaziergang unternehmen, Blumen pflücken und an Kräutern riechen, vertraute Lieder aus vergangenen Zeiten hören oder singen. Holen Sie Fotoalben herbei und schwelgen Sie in Erinnerungen. Alles ehemals Vertraute, Gekonnte und Gewohnte kann am ehesten erinnert werden und bietet sich an, um den Selbstwert der Betroffenen gezielt zu stärken. So äußerte ein Mann beim Durchblättern eines Geschichtsbuches über seinen Heimatort: *„Ich weiß ja eh noch viel!"* Eine Dame erlebte sich als wissend und kompetent, als sie gefragt wurde, wie damals im Holzofen Brot gebacken und wie obenauf die Milch zu Topfen und Butter verarbeitet wurde.

Ein verfügbares Zuhause

An Demenz erkrankte Menschen brauchen ein Zuhause, über das sie verfügen können, ohne gleich ermahnt zu werden, wenn Gegenstände verlegt werden oder Geschirr zu Bruch geht. In einem Altenheim lebend, sollte der Wohnraum mit möglichst vielen Erinnerungen, also mit Familienfotos oder vertrautem Mobiliar, ausgestattet sein. Auch die gewohnten Körperpflegeutensilien und -produkte, eigene Zier- und Alltagsgegenstände, Leib- und Bettwäsche und vertraute Düfte sind immens wichtig.

Noch kann alles gesagt werden

Als emotional nahestehende Person können Sie dem nachspüren, was Ihnen noch alles am Herzen liegt und Sie noch sagen möchten. Vielleicht sind es die letzten Gelegenheiten, um verbal mit dem geliebten Menschen in Verbindung zu treten. Es ist nicht zu spät, um Wesentliches auszudrücken, um den Menschen zu ehren und ihn in seinem Selbstwertgefühl zu stärken. Vielleicht möchten Sie noch ein *„Danke"* sagen, *„Es tut mir leid"*, *„Du hast dein Bestes getan"* oder *„Ich liebe Dich"*.

Fünf Minuten Lebensqualität retten einen ganzen Tag: Geschichten erzählen

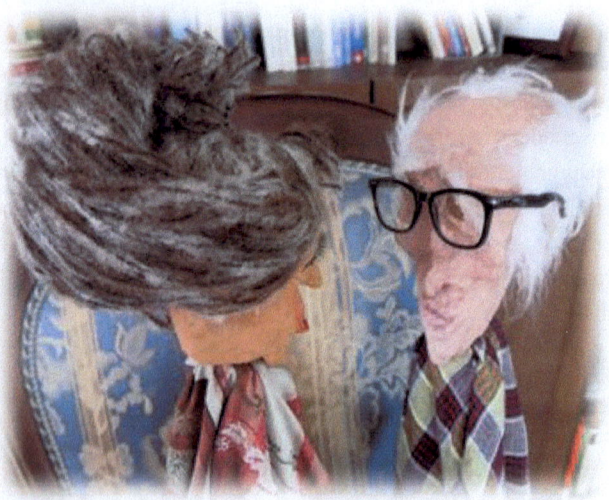

Vor allem das Erzählen von Humorvollem erfreut die Erkrankten. Beisammensitzend, einander zugewandt und in die Augen blickend, sollten Geschichten, Gereimtes oder Gedichte möglichst lebendig vorgetragen und mit entsprechenden Gesten unterlegt werden. Je mehr die Geschichten einen biographischen Lebensbezug haben, je fröhlicher und humorvoller sie vorgebracht werden, desto eher lösen sie bei den Zuhörenden angenehme Gefühle wie Freude, Zugehörigkeit, Glückseligkeit und Zufriedenheit aus. Werden Texte monoton vorgelesen, fühlen sich die Betroffenen auf der Beziehungsebene nicht angesprochen und „gehen", zuerst mit der Aufmerksamkeit, dann auch zu Fuß. Theodor Storms bekanntes Weihnachtsgedicht „Knecht Ruprecht" ist vielen alten Menschen bekannt. Stolz trugen sie dieses Gedicht, das sie in der Schule auswendig lernten, am Weihnachtsabend vor versammelter Familie vor. Mit wechselnder Stimmlage und Intonation Vorgelesenes oder Erzähltes kann den Tag für an Demenz erkrankte Menschen bereichern und das Gefühl von Lebensqualität stärken.

Einige Autorinnen und Autoren verfassten Kurzgeschichten zum Vorlesen für an Demenz erkrankte Menschen. Jenes von Krallmann und Kottmann (2017) beinhaltet Geschichten über Natur- und Tierwelt, Urlaub, Hobby, Beruf, Familie und ebenso Gedankenspielereien. Beispielsweise genügt ein begonnener Satz, der dann assoziativ, fantasie- und homorvoll erweitert werden kann: „Wenn ich Künstler/-in wäre, dann ..." Falsche Antworten gibt es nicht. Peinliches Warten auf Antwortgebung sollte unbedingt vermieden werden. Zudem spricht die Wortwahl in diesen Geschichten alle Sinne an: Wie duftet frisches Heu und wie fühlt sich ein Sommerregen an?

In späten Phasen der Demenz: Sich wiederholende Bewegungen und Vegetieren

Basal stimulierende Angebote

Der 1946 geborene Prof. Dr. paed. Fröhlich entwickelte in den 70er Jahren das Konzept der Basalen Stimulation®. Dieses beruht darauf, dass jeder noch so wahrnehmungsbeeinträchtigte Mensch über eine

Restwahrnehmungsfähigkeit verfügt, somit wahrnehmungs- und erlebnisfähig ist, auch wenn dies für Außenstehende kaum oder nicht erkennbar ist. Diese Restwahrnehmung kann auch dann durch gezielte Stimulation gefördert werden, wenn die Erkrankung bereits weiter vorangeschritten ist.

Bei einer Wahrnehmungsstörung handelt es sich um die Beeinträchtigung der sinngebenden Weiterverarbeitung einer Sinneswahrnehmung im Gehirn. Es liegt also keine Schädigung der Sinnesorgane vor. Mit „Stimulation" ist die Anregung bzw. Erregung von Sinnesreizen über die verschiedenen Sinneskanäle gemeint. Es wird dadurch ein Dialog zwischen den Erkrankten und den Begleitenden möglich, nur in einer anderen Weise, etwa über die Haut oder über das Hören.

Es hat sich gezeigt, dass auch stark beeinträchtigte, motorisch unruhige, desorientierte und sterbende Menschen auf basale Kommunikations- und Begegnungsangebote reagieren. „Basal" bedeutet „grundlegend" und „voraussetzungslos", das heißt, Erkrankte müssen vorab keinerlei Voraussetzungen erfüllen oder bestimmte Fähigkeiten mitbringen.

Ist beispielsweise eine Unterhaltung in gewohnter Weise nicht mehr möglich, weil die Wahrnehmung und Verarbeitung von Sinneseindrücken wie auch die Gedächtnisleistung beeinträchtigt ist, kann Begegnung auch über andere Wahrnehmungskanäle erfolgen, indem Reize in anderer Weise und über andere Wege angeboten werden. Menschen kommunizieren und empfangen Sinneseindrücke über den Körper (kinästhetisch), die Haut (somatisch), den Gleichgewichtssinn (vestibulär), den Mund (oral), den Geruch (olfaktorisch), das Sehen (visuell) und über das Hören (auditiv). Je weiter fortgeschritten eine Demenzerkrankung ist, desto mehr Wahrnehmungsbereiche sollten stimuliert werden.

Basal stimulierende Angebote werden höchst individuell auf eine Person abgestimmt, unter Berücksichtigung der persönlichen Biographie, etwa geschmackliche Vorlieben und Abneigungen. Eine jede noch so gut gemeinte Maßnahme ist als Angebot zu verstehen, welches die Betroffenen gemäß ihren Ausdrucksmöglichkeiten annehmen oder auch ablehnen dürfen, ohne dass sich danach die betreuende Person gekränkt zurückzieht.

Jede Berührung des Körpers ist auch eine Berührung der Seele und daher für die Erkrankten immens wichtig. Etwa kann durch achtsame Berührungen und sanfte Einreibungen Zuwendung und Liebe geschenkt werden. Beispielsweise verströmt Wildrosenöl, auch Hagebuttenkernöl genannt, einen harmonisierenden Duft und fördert motorische und seelische Beruhigung. Wirken die Erkrankten ängstlich oder unruhig, erweist sich eine beruhigende Einreibung als sehr wohltuend. Wird dieses Mazerat auf die angefeuchtete Haut aufgetragen, erfährt die Person die Einreibung als besonders geschmeidig und die Essenz dringt zudem leichter in die Hautschichten ein.

Besonders beruhigend wirken sich sanfte Waschungen mit warmem Wasser, Einreibungen und Ausstreichungen mit wohlriechenden und zugleich entspannend wirkenden Essenzen dann aus, wenn diese im Verlauf der Haarwuchsrichtung erfolgen. Eine Einreibung könnte auch mit einer Lavendelessenz, sofern dieser Duft toleriert wird, vorgenommen werden.

Gleichbleibende Reize führen zur Gewöhnung. Damit Sinnesreize möglichst lange wahrgenommen werden, sollten die Reizangebote nach einiger Zeit wieder verändert werden. So sollte etwa bei Bettlägerigkeit eine weiche Matratze gelegentlich durch eine härtere Unterlage ausgetauscht werden, um den eigenen Körper, insbesondere seine Begrenzungen, wieder erfahrbar zu machen. Je mehr Input die Person über ihren Körper aufnimmt, desto besser nimmt sie sich leiblich wahr. Wenn dies nicht erfolgt, nehmen bettlägerige Menschen ihren Körper viel breiter, größer und schwerer wahr, als dieser real ist. Deswegen haben sie große Angst, aus dem Bett zu stürzen, wenn sie seitlich zur Bettkante gedreht werden.

Der bewussten Wahrnehmung der eigenen Körpergrenzen sollte hohe Aufmerksamkeit geschenkt werden. Dies kann dadurch erfolgen, dass der Brustkorb an der Körpervorderseite oder der Rücken an der Körperrückseite und dort an den Außenseiten mit einem eher festen Druck und mit flach aufgelegten Händen ausgestrichen und somit bewusst gemacht wird. Auch das körpernahe Anlegen von Kleidung, ebenso der Bettdecke, kann zur besseren Wahrnehmung der Körpergrenzen und somit zu einer allgemeinen Beruhigung der erkrankten Person beitragen.

Wirkt eine Person besonders unruhig oder ängstlich und ist sie zudem bettlägerig, dann könnte nach vorausgehenden, beruhigenden Streichungen über den Hinterkopf auch ein Kopftuch angelegt werden, weil dieses ein Gefühl des Gehalten- und Getröstetseins vermittelt. Das Kopftuch braucht nicht unter dem Kinn gebunden zu werden. Das Streichen über den Kopf erinnert unbewusst an die in der frühen Kindheit erfahrenen und wohltuenden, Sicherheit gebenden und Trost spendenden Berührungen der Mutter.

Demenzerkrankte zeigen mit zunehmendem Verlauf dieselben und sich wiederholenden Handlungen, sogenannte „stereotype Bewegungen" wie Nesteln, Wischen, Reiben oder Kratzen. Wird der Tastsinn durch Begreifen und Fühlen stimuliert, können Gegenstände kognitiv leichter erfasst und das Erinnerungsvermögen angeregt werden. Ein Setzkasten kann z. B. mit Bohnen, Sägespänen, Wolle, Jute, Murmeln, Eiswürfeln, Tannenzweigen oder Blättern gefüllt und zum Tasten gereicht werden. Dem Begreifen im doppeldeutigen Wortsinn, taktil-haptisch und kognitiv, können auch gereichte Alltagsgegenstände wie Kamm, Zahnbürste, Löffel, Apfel, Brillenetui usw. dienen.

Wenn auch Worte nicht mehr verstanden werden, so trägt doch jeder Mensch lieb gewonnene Melodien, Gedichte, Volks- und Kinderlieder in seiner Erinnerung. Bei Musikangeboten ist insbesondere in späteren Phasen der Demenz darauf zu achten, dass der Rhythmus ruhig und regelmäßig ist, dass die Melodie einfach ist und die Musik nicht zu laut gespielt wird.

Bedürfnisorientierung und Zumutbarkeit

Es gilt, aus der Perspektive der Erkrankten zu reflektieren, ob eine Maßnahme, auch wenn diese ein besonders gut gemeintes Beziehungs- oder Liebesangebot darstellt, dem Erkrankten denn wirklich zumutbar und hilfreich ist.

Viktor Frankl betonte, dass die gegenwärtige Lebensaufgabe nicht nur von Mensch zu Mensch wechseln würde, entsprechend der Einzigartigkeit jeder Person, sondern auch von Stunde zu Stunde, gemäß der Einmaligkeit einer Situation. Überträgt man den Sinngehalt dieses Zitates auf die Situation von an Demenz erkrankten Menschen und deren Begleiter, wird deutlich, dass Bedürfnisse der Erkrankten innerhalb eines kurzen Zeitraumes wechseln können, was eine Flexibilität seitens der Betreuenden erfordert. Was heute wohltut, kann morgen zu anstrengend sein, die Aufmerksamkeitsspanne vom Vormittag kann nachmittags wesentlich kürzer sein, das abendliche körperliche Nahebedürfnis kann sich am nächsten Tag in ein Distanzbedürfnis gewandelt haben. Es gilt, im Moment nach dem zu forschen, was den Erkrankten unmittelbar wohltut, und dies versuchen zu verwirklichen. Die Betreuenden müssen sich nach den Möglichkeiten der Erkrankten richten, denn sie können sich nicht mehr an die Routinen und Bedürfnisse ihres Umfeldes anpassen.

Anstatt Routinen unreflektiert aufrechtzuerhalten, soll seitens der Pflegenden das, was angenehm und beruhigend erfahren wird, angeboten werden: Eine beruhigende Waschung aus dem Pflegekonzept der Basalen Stimulation® (Bienstein & Fröhlich, 2012), Maßnahmen der komplementären Pflege (Huber & Casagrande, 2011; Sonn & Bühring, 2004), der anthroposophischen Pflege (Heine & Bay, 2001) oder der Aromapflege (Deutsch, Buchmayr & Eberle, 2013; Werner & Braunschweig, 2006).

Den Sinn des Augenblicks erfühlen und zulassen

Die 97-jährige Mutter von Britta ist seit wenigen Wochen vollständig pflegebedürftig. Die Mutter hatte ein sehr gutmütiges und fürsorgliches Wesen. Selten sprach sie einzelne Worte. Hin und wieder antwortete sie auf eine einfach formulierte Frage, die mit „Ja" oder „Nein" beantwortet werden konnte, sinngemäß. Wenn die Mutter sich auch im Stadium des Vegetierens befand, schien ihr Wesen nicht verloren gegangen zu sein. Britta erzählte: *„An manchen Tagen fühle ich mich von Mama noch erkannt."* Britta lernte die guten Momente bei ihrer Mutter voll und ganz auszuschöpfen, *„denn* es sind vielleicht die allerletzten; das spüren wir beide". Sie versuchte den Sinn des Augenblicks zu erfühlen, auf ihr Gefühl zu vertrauen. So legte sie sich abends manches Mal zu ihrer Mama ins Bett und wog sie sanft in ihren Armen. Leise sang sie ein Schlaflied, welches ehemals Mutter für sie gesungen hatte: „Guten Abend, gut' Nacht, mit Rosen bedacht, mit Näglein besteckt, schlupf unter die Deck'. Morgen früh, wenn Gott will, wirst du wieder geweckt." Britta gerührt: „ Wenn bei mir die Tränen fließen, wischt Mama sie mir weg. Dann tröstet sie mich, spricht ein paar Worte, unverständlich, leise. Das fühlt sich sehr zärtlich an. "

Auch Erika erkannte, dass sie trotz Demenzerkrankung ihrer Mutter in inniger Weise nahe sein konnte, indem sie sich nicht von der Erkrankung, vielmehr von dem liebevollen Wesen ihrer Mutter beeindrucken ließ. Unabhängig von Mutters krankheitsbedingt veränderten Verhaltens- und Kommunikationsweisen schöpfte sie alle verfügbaren Möglichkeiten zum Fröhlichsein mit ihr aus. So begrüßte sie ein jedes Mal ihre Mama freudestrahlend und mit offenen Armen, was ein Strahlen in Mutters Gesicht zauberte. Erika erfuhr die Begleitung ihrer Mutter als eine für sie wichtige Lebensaufgabe, denn „ich konnte nun für Mutter da sein, so beständig, wie sie für mich da war, in guten wie in schlechten Zeiten". Erika stand ihrer Mutter geduldig, empathisch und treu zur Seite, „alles Eigenschaften, die mir ohnehin bislang gefehlt haben", erzählte sie, dabei über sich selbst lächelnd. Dieser achtsamen Begegnung ging ein tiefgreifender Reflexionsprozess voraus, denn Erika reagierte zuvor verärgert, wenn ihre Mutter sich an Vereinbarungen nicht mehr erinnern konnte.

Es ist sinnwidrig, einen Menschen mit Demenz Aufgaben zu übertragen, denen er nicht mehr gewachsen ist und die seine Möglichkeiten übersteigen. Das Wahrnehmen eines „Sinns des Augenblicks" erhellt hingegen das Wesentliche, das Gebotene zu einer bestimmten Zeit und in der Begegnung mit einem einzigartigen Menschen. Dieser „Sinn-Anruf" löst nicht immer nur angenehme Gefühle aus. Doch, so Lukas und Wurzel (2015, S. 64), kommt die Freude oft auf ungeahnten Wegen wieder zu uns zurück, da sinnstiftendes Leben Freude erzeugt.

Zudem können wir stets entscheiden, wie wir auf Fährnisse unseres Lebens reagieren wollen. Wir können den persönlichen Freiraum angesichts schicksalhafter Zuwendungen individuell und situativ nutzen, dank dem es sich auf eine jede Sinnwidrigkeit auch sinn-*voll* reagieren lässt. Keine Form der Demenz vermag einer herzlichen Begegnung im Wege zu stehen, wenn wir nur die Bereitschaft aufbringen, uns dem gegenwärtigen Augenblick ganz hinzugeben und zu überlassen.

Bedenkenswertes für Sie, werte Angehörige!

Vor allem jene Angehörige, die hohe menschliche Werte wie Verlässlichkeit, intrafamiliären Zusammenhalt und unbedingtes Dasein im Falle von Unterstützungsbedürftigkeit intendieren, empfinden die Einbindung von pflegerischen Fachkräften in den häuslichen Pflege- und Betreuungsprozess für nicht notwendig. Im Gespräch mit Angehörigen eröffnet sich jedoch oftmals auch das hintergründige und unbewusste Gefühl der Beschämung, würde man diese Aufgabe nicht auch alleine bewältigen können. Erwachsene Töchter und Söhne, die glauben, den stets fürsorglich gewesenen Eltern die Pflege „schuldig" zu sein, stehen unterstützenden Betreuungsangeboten mitunter zurückhaltend gegenüber. Zu Krankheitsbeginn besteht oftmals eine hohe Motivation und Bereitschaft zur Pflege der Erkrankten, doch können zu diesem frühen Zeitpunkt die damit einhergehenden seelischen und körperlichen Herausforderungen, ebenso wenig die Auswirkungen auf das familiäre Leben, in vollem Ausmaß eingeschätzt werden. Neben dem großen Bemühen und dem sinnvollen Tun gibt es im Zuge der Pflege der alten Menschen auch die Erfahrungen des Scheiterns, der Frustration, der Verzweiflung. In besonderer Weise sind jene betreuenden Angehörigen gefährdet, die noch jünger und berufstätig sind, zudem fallweise auch noch für weitere Familienmitglieder Sorge tragen müssen. Sie unterliegen dem Risiko, Überlastungssymptome, Schlafstörungen, Depressionen oder Angststörungen zu entwickeln. Das Immunsystem ist langfristig geschwächt und die Krankheitshäufigkeit steigt. Auch chronische Schmerzen und psychosomatische Beschwerden sind Ausdruck chronischer Überforderung. Je ausschließlicher und intensiver Angehörige mit einer Rund-um-die-Uhr-Betreuung befasst sind, desto weniger Zeit und Energie bleibt für ein harmonisches, duldsames, von Leichtigkeit und Zuversicht getragenes Gestalten der Beziehung zu den Erkrankten. Wenn auch das Dasein für den geliebten Menschen den Angehörigen ein Bedürfnis ist, als erfüllend und sinnstiftend erfahren wird, so bedeutet die Pflege auch körperliche Anstrengung, verlangt sie seelische Kraft ab und fordert den Aufschub bzw. zeitweisen Verzicht auf eigene Bedürfnisse. Zudem die eigene Lebensperspektive zu verlieren, wirkt wie ein Katalysator in Richtung Erschöpfung und Krankheit.

Eine pflegende Angehörige äußerte *„Ich habe kein Leben mehr".* Weitgehend unterbelichtet ist noch die Notwendigkeit eines fürsorglichen und achtsamen Umgangs der Angehörigen mit sich selbst. Wird eine Person zu Hause betreut, sind nicht nur einzelne Angehörige, sondern immer auch die gesamte Familie gefordert, diese Aufgabe zu bewältigen. Noch bevor die unmittelbar an der Pflege Beteiligten in das Mühlrad der chronischen Vernachlässigungen geraten, bedarf es der Klärung neuer Verantwortlichkeiten. Auf das Angebot *„Melde Dich, wenn Du etwas brauchst",* sollte die Antwort folgen: *„Danke. Bitte lass uns morgen darüber reden, wer nächste Woche die Betreuung in der Nacht übernimmt".* Entlastend erleben pflegende Angehörige die Gespräche im Rahmen von Selbsthilfegruppen, wo sie betreuungs- und pflegepraktische Unterstützung, vor allem auch mitmenschliche und/oder psychotherapeutische bekommen. Der Gerontologe Jens Bruder bezeichnete die psychische Fähigkeit zur Sorge um die alten Eltern als „filiale Reife". Diese schließt die Fähigkeit zur emotionalen Autonomie, zu einem fürsorglich-autoritären Umgang mit dem demenzerkrankten Elternteil und die Fähigkeit zur Kontrolle unangemessener Schuldgefühle mit ein (Bruder, 1988).

Die klaglose Hingabe führt zur Erschöpfung

Ein an Demenz erkrankter Mann, er litt auch an anderen schweren, chronischen Erkrankungen, verhielt sich gegenüber seiner Gattin zunehmend rechthaberisch und aggressiv. Die Atmosphäre des gemeinsamen Zusammenlebens war zunehmend bedrückend. Dass ein Beklagen in belastenden bzw. angsterfüllten Lebensphasen nicht erwünscht bzw. hilfreich ist, wurde seiner Gattin durch ihre Eltern schon in der Kindheit vermittelt: *„Niemand sprach bei uns über Probleme, nicht einmal in der Kriegs- oder Nachkriegszeit."* Stattdessen konzentrierte man sich auf das Alltagsleben mit all den anstehenden Aufgaben und Verpflichtungen. Dementsprechend verhielt sich die Ehefrau dieses Patienten auch ihm gegenüber. *„Ich versuche halt durchzuhalten, bis er sich wieder beruhigt."* Seine aggressiven Gestimmtheiten galt es klaglos auszuhalten. Nur einer Freundin, die in der geriatrischen Langzeitpflege tätig war und Erfahrung im Umgang mit an Demenz erkrankten Menschen hatte, vertraute sie sich an, jedoch nur ein einziges Mal, wollte sie ihr doch keinesfalls mit ihren Sorgen in der dienstfreien Zeit zur Last fallen. An dieser Passage unseres Gesprächs weinte sie bitterlich und entschuldigte sich dafür. *„Hier geht es nicht um Schuld"*, sagte ich zu ihr, *„vielmehr gilt es herauszufinden und anzuerkennen, wo Ihre Möglichkeiten und auch die Grenzen der Belastbarkeit liegen."* Durch das Erzählen bekam sie Zugang zu ihrer Gefühlswelt. Im Hinblick auf die zunehmende Unterstützungsbedürftigkeit und Aggressivität des Mannes besorgte sie der Umstand, dass sie sich selbst zunehmend mit der Betreuung überfordert und erschöpft fühlte. Wenn sie Wut auf ihren Mann verspürte, schämte sie sich dafür. Wut und Ungeduld waren für diese Angehörige mit Scham behaftet.

Oftmals sind Angehörige aufgrund der Fülle an organisatorischen und pflegerischen Aufgaben derart erschöpft, dass sie ungehalten oder wütend reagieren, wenn die Erkrankten ihren Anweisungen nicht folgen können. Die Grenzen der Belastbarkeit zeigten sich beispielsweise bei Luise, als ihre pflegebedürftige Mutter die Inkontinenzversorgung entfernte, diese in kleine Stücke zerriss, die Bettmatratze zudem mit Harn durchtränkt und mit übelriechendem Stuhl verunreinigt war: *„Ich spürte, dass ich mich in einen Unmenschen verwandelte"*, erzählte Luise, *„denn ich schrie meine Mutter an; dabei konnte sie ja nichts dafür."* Eine Entwicklung, die Luise bei sich niemals für möglich gehalten hätte. Insbesondere die monatelange gestörte Nachtruhe entkräftete sie körperlich und seelisch.

Marianne war noch berufstätig und betreute zu Hause ihre an Demenz erkrankte Mutter. Nach drei Jahren veranlasste sie die Übersiedelung in ein Altenheim. Das finanziell Ersparte ließ eine 24-Stunden-Betreuung nicht zu. Auch waren die räumlichen Voraussetzungen in der Wohnung für das Zusammenleben mit einer Pflegeperson nicht gegeben. Sie hätte kein eigenes Zimmer gehabt, somit keine Möglichkeit, um sich zeitweilig ungestört zurückzuziehen. Tagsüber, während Marianne der beruflichen Tätigkeit nachging, übernahmen mobile Betreuungs- und Pflegedienste, auch Verwandte und Freunde stundenweise die Aufsicht und Betreuung der Mutter. Dennoch kümmerte sich Marianne nach dem Nach-Hause-Kommen von der Arbeit täglich um ihre Mutter. *„An freie Wochenenden und Urlaube war nicht mehr zu denken"*, erzählte sie. Ihre innere Anspannung stieg. Immer öfter vergaß die an Demenz erkrankte Mutter nach dem Kochen den Herd auszuschalten. Auch verließ sie gelegentlich und leicht bekleidet die Wohnung, um Gemüse aus dem Garten zu holen. Dann fiel die Tür ins Schloss und sie konnte ihre Wohnung nicht mehr betreten, was insbesondere in den kalten Jahreszeiten sehr gefährlich war. Die Fürsorge um die Mutter war Marianne ein starkes Bedürfnis und zugleich eine Selbstverständlichkeit. *„Waren damals die Eltern für die Kinder da, so sind die Kinder später für die Eltern da."*

Die pflegerische Versorgung der Mutter wurde immer intensiver. Sie benötigte Unterstützung beim An- und Auskleiden, beim Essen und Trinken, beim Toilettengang und schließlich beim Anlegen und Wechseln der Inkontinenzversorgung. Ungeduld und Intoleranz, als Zeichen von Ermüdung, bahnten sich an. Entkräftend waren für sie vor allem die schlaflosen Nächte, in denen Mutter in der Wohnung verwirrt, laut und unverständlich redend oder singend umherging. Das Fehlen der eigenen Regeneration machte sich bemerkbar. *„Ich war abends oft so erschöpft, dass ich nur noch ins Bett fiel. Mutter irrte und kramte noch immer umher. Ich schämte mich, weil ich zu ihr ungehalten war."*

126

Alleinig der Gedanke, dass Mutter ihretwegen das vertraute Heim verlassen sollte und sie ihr eine fremde Umgebung zumuten würde, bereitete ihr Schuldgefühle. So suchte sie mich in meiner psychotherapeutischen Praxis auf. Insbesondere war für sie die Unterscheidung der Begrifflichkeiten „Schuld" und „Schuldgefühl" bedeutsam und hilfreich. Betreuende leiden an belastenden Schuldgefühlen. Dabei fühlen sie so, als würden sie wissentlich und absichtlich dem geliebten Menschen Leid zufügen und somit schuldig handeln. Doch Mariannes Intention war eine andere. Keinesfalls wollte sie ihre Mutter unnötigerweise belasten. Vielmehr wollte sie ihre eigenen Kräfte schonen und mehren, um für die Mutter auch weiterhin und in liebevoller Weise da sein zu können, was zur Zufriedenheit von Mutter und Tochter beitragen sollte.

Alleinige Betreuung und Pflege kann überfordern

Der Verlauf einer Demenzerkrankung führt zunehmend zur Unterstützungs- und Pflegebedürftigkeit der Betroffenen. Die Erkrankten können nicht mehr für ihre eigene Sicherheit, körperliche Unversehrtheit und für Aktivitäten des täglichen Lebens sorgen, weswegen eine Rund-um-die-Uhr-Betreuung notwendig wird. Wie würde es sich auf die zwischenmenschliche Begegnung mit dem

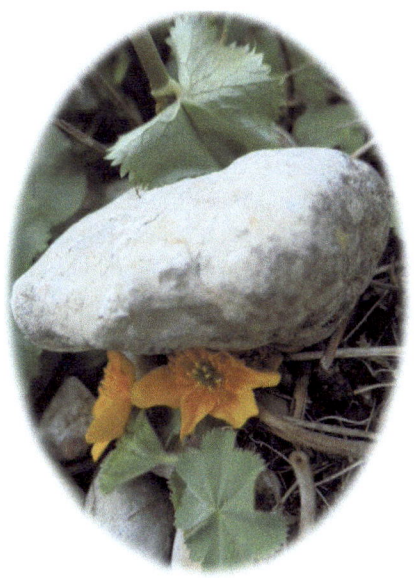

erkrankten Menschen auswirken, wenn Sie die Betreuung und Pflege dieses Menschen überwiegend alleine, Tag und Nacht, über Monate und Jahre hinweg durchführen und keine Hilfe von außen zulassen würden? Wie sehr wäre eine zwischenmenschliche Begegnung mit dem erkrankten Menschen in einer empathischen, liebe- und freudvollen Haltung noch möglich, wenn Sie keinerlei oder zu selten Unterstützung annehmen und für die Erfüllung aller Bedürfnisse alleine verantwortlich wären?

Unterstützungs-, Betreuungs- und Pflegeangebote

Erkundigen Sie sich zeitgerecht über regionale stationäre, teilstationäre und ambulante medizinische wie pflegerische Unterstützungs-, Beratungs-, Betreuungs- und Pflegeangebote. Insbesondere in Zeiten der teilweisen Kürzung der Sozialbudgets ist ein umfassender Überblick über Geld- und Sachleistungen von großer Bedeutung. Sozialratgeber der Bundesländer, welche jährlich in aktueller Version erscheinen, stehen zum Online-Download zur Verfügung und können außerdem kostenfrei bei den Sozialabteilungen der Länder bestellt werden.

Seit 2014 kann in Österreich mit Arbeitgeberinnen und Arbeitgebern für die Dauer von ein bis drei Monaten Pflegekarenz oder -teilzeit vereinbart werden. Möchten Angehörige einen geliebten Menschen in der letzten Phase des Lebens begleiten, kann Familienhospizkarenz für drei Monate in Anspruch genommen und eventuell auf sechs Monate verlängert werden. In beiden Fällen besteht unter bestimmten Voraussetzungen Anspruch auf Pflegekarenzgeld. Für die Betreuung und/oder Pflege von demenziell erkrankten nahen Angehörigen muss beispielsweise ein Pflegegeldbezug ab der Stufe 1 nach dem Bundespflegegeldgesetz gewährleistet sein.

Manche Pflege- und Betreuungszentren bieten tagsüber Seniorenbetreuung an, einige sind auf die Betreuung von an Demenz erkrankten Menschen spezialisiert. Auch ehrenamtliche Hospizmitarbeiter/-innen kommen nach Hause, um Erkrankte und Angehörige durch entlastende Gespräche zu unterstützen. In der Zeit, in der diese in Palliative Care geschulten Personen bei den Kranken verweilen, können Angehörige Auszeit nehmen, etwa für einen Spaziergang an der frischen Luft oder für das Treffen mit Freundinnen und Freunden. Bitte erkundigen Sie sich bei den Landesverbänden für Hospiz und Palliative Care nach den entsprechenden Kontaktpersonen. Es gilt hauszuhalten mit den eigenen Kräften über Jahre hinweg. In Pflege- und Betreuungszentren für alte Menschen stehen Kurzzeitpflegeplätze für einige Wochen zur Verfügung, sodass Angehörige sich Erholung gönnen oder auf Urlaub fahren können.

Reden befreit!

„Alles entgleitet!"

Die Partnerin von Ferdinand erhielt im Alter von 61 Jahren die Diagnose Alzheimer. Drei Jahre später bat er erstmals um ein Gespräch, *„weil alles entgleitet"*. Kontrolliert und sachlich berichtete er von den ersten Symptomen bis hin zur Diagnosestellung. Mit dem Krankheitsverlauf wollte er sich noch nicht auseinandersetzen, dessen Tragweite jedoch ahnend. Unerträglich empfand er die spannungsgeladene Dynamik, die sich zwischen den Eheleuten entwickelt hatte und sich zwischenzeitlich auch auf andere Familienmitglieder übertrug. *„Ich bin ein kleinkariertes und unnahbares Monster geworden"*, erzählte er. Seine Frau wollte er die Jahre hinweg *„nicht vor den Kopf stoßen"*, weswegen er jedem Gespräch über die Erkrankung und den damit verbundenen Sorgen ausgewichen war. Bei seiner Gattin führte dies zu einem verzweifelten Rückzug nach innen und zu einem untertänigen Verhalten.

Zulassen – Einlassen – Loslassen

Vertrauen Sie sich frühzeitig verständnisvollen Menschen an, welche Ihnen gerne und aufmerksam zuhören, denn Reden befreit! Warten Sie nicht, bis Sie das Gefühl haben, die Lebenssituation nicht mehr ertragen zu können. Sie dürfen sich wahrhaftig und auch in Ihrem Schwachsein zeigen! Lassen Sie den befreienden Tränenfluss zu. Das Erzählen entlastet ungemein. Sprechen Sie offen über Ihre Gefühle und Ängste. Emotionen zu zeigen ist keine Blamage, sondern Ausdruck dafür, wie Sie das Leben wahrnehmen, mit all seinen Sonnen- und Schattenseiten. Sprechen Sie darüber, was Sie berührt, traurig oder nachdenklich stimmt, was in Ihnen Widerstand oder Zweifel hervorruft, was Sie als mühsam empfinden oder was Sie zu zerreißen droht. Erzählen Sie, was Sie erfreut, was hoffnungsvoll und zuversichtlich stimmt. In der wahrhaftigen zwischenmenschlichen

Begegnung erleben wir auch immer wieder Erneuerung, indem wir darauf blicken, was uns nährt und lebendig erhält und an welchen Herausforderungen wir wachsen.

Noch ist Zeit!

Wann, worüber und mit welchem Tiefgang Johannes mit seiner Gattin sprechen oder wahrhaftig austauschen wird, kann nur er erspüren. Er und seine Frau werden in die neue Lebenssituation Schritt für Schritt hineinreifen. In der Paarbeziehung *„lebte jeder für sich".* Emotionale Nähe wurde nur selten zugelassen. Doch fühlte sich Johannes, trotz aller Verletzungen, die er und seine Partnerin sich einander zugefügt hatten, seiner Frau nun näher als je zuvor: echter und toleranter. Für ihn lag die Herausforderung darin, sich der begrenzten Zeit zu stellen, die ihm mit seiner Frau noch geschenkt war. Er verzichtete auf das zur Belastung gewordene Verschonen durch Tabuisieren der Demenzerkrankung.

Dadurch war es ihm öfter möglich, seinem Gewissen Folge zu leisten, ohne Zögern und fern der Angst, etwas falsch zu machen. Mit jedem weiteren Jahr schritt die Krankheit voran. Johannes nutzte die Zeit, um alles zu sagen und um die Beziehung zu seiner Frau stimmig, angesichts der für Jahrzehnte währenden Paarbeziehung, zu gestalten. Je wahrhaftiger und empathischer die Kommunikation verlief, desto befreiter und beruhigter erwies sich das zwischenmenschliche Miteinander.

Die Bedeutung von Gewissenstreue

Ein Garant für innere Ruhe ist die Wahrnehmung und Treue gegenüber dem eigenen Gewissen. Es ist wichtig, dass Sie Zeiten der Ruhe finden, um auf Ihr Inneres zu hören. Die Stimme des Gewissens ist nicht immer laut, seine Botschaft nicht immer eindeutig. Entgegen dem zu leben, zu entscheiden und zu handeln, was das Gewissen aufzeigt, führt zu innerer Unruhe, Unzufriedenheit und Ermüdung. Daher brauchen Sie auch Menschen, die Sie auf einem gewissenstreuen Weg begleiten, ohne zu urteilen oder Ihnen die eigenen Vorstellungen von Richtig oder Falsch überzustülpen. Seien

Sie also sorgsam bei der Suche nach geeigneten Gesprächspartnerinnen und -partnern und wählen Sie gut!

Inanspruchnahme professioneller Begleitung

Suchen Sie gegebenenfalls Gespräche mit Psychotherapeutinnen und -therapeuten oder Lebens- und Sozialberaterinnen und -beratern, welche Erfahrung in der Begleitung von an Demenz erkrankten Menschen und deren Angehörigen haben. Sie helfen beim Erfassen ihrer Bedürfnisse und Bereitschaften zu Betreuung und Pflege. Ebenso unterstützen sie beim Erkennen einer von Schuldgefühlen, Scham, Angst und/oder Abhängigkeit geprägten Dynamik, die dazu führen kann, das individuelle und rechte Maß an Betreuung und Pflege und somit sich selbst aus den Augen zu verlieren. Reflektieren Sie prägende Vorbildwirkungen und bisherige Bewältigungsweisen: Wie begegneten beispielsweise Ihre Eltern und andere nahe Bezugspersonen emotionalen Herausforderungen? Reagierten die Eltern aufopfernd oder war es ihnen möglich, verschiedene verfügbare Ressourcen aufzugreifen? Prüfen Sie, ob die Bewältigungsweisen, die Sie geprägt haben, im Hinblick auf die gegenwärtigen Belastungen kraftspendend und somit sinnvoll sind oder ob Sie dadurch eher unter Druck geraten.

„Sie sind wichtig, weil Sie eben Sie sind,
und Sie sind bis zum letzten Augenblick Ihres Lebens wichtig.
Wir werden tun, was wir nur können,
um Ihnen zu helfen, nicht nur in Frieden zu sterben,
sondern auch bis zuletzt zu leben" (Saunders, 1993, S. 123).

Wachet mit mir

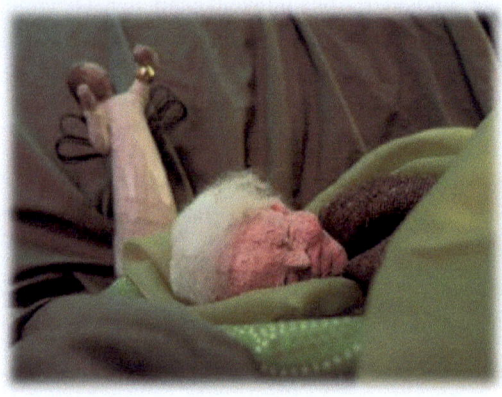

Jene von Jesus im Garten Getsemani gesprochenen schlichten Worte *„Wachet mit mir"* verweisen auf eine überaus bedeutsame Grundhaltung in der Begleitung sterbender Menschen. Um bei einem abschiedlich lebenden Menschen verweilen und ihn in einer ruhigen Haltung begleiten zu können, erweist sich eine Begleitung, die das Sterben weder beschönigen noch verdrängen muss, ebenso ein vorab erworbenes Wissen über die letzten Lebenstage und -stunden, als beruhigend.

Der Sterbevorgang ist ein prozesshaftes Geschehen, welches sich über eine unterschiedlich lang andauernde Zeitspanne vollzieht. Von „finaler" oder „terminaler" Phase spricht man dann, wenn ein Mensch in die Endphase seines Lebens eingetreten ist. Alle Maßnahmen dienen nun der Linderung von Beschwerden und der Intensivierung des Gefühls des Getragen- und Begleitetseins. Das Sterben gehört, wie auch das Gebet und die liebende, sexuelle Begegnung zweier Menschen, zu den großen Intimitäten im Leben eines Menschen. Und so wird auch die Atmosphäre beim sterbenden Menschen eine zunehmend private und intime sein. Manche Menschen haben vielleicht noch keinen Sterbeprozess unmittelbar und als direkt, emotional Betroffene miterlebt. Sie brauchen Informationen darüber, welche Veränderungen der Sterbeprozess mit sich bringt und in welcher Weise sie den Sterbenden Beistand leisten können.

Was jetzt wichtig ist

> *„Wenn du an das Bett eines sterbenden Menschen kommst,*
> *dann verschränke zuerst deine Hände am Rücken*
> *und frage dann: Was kann ich für dich tun?"* (Cicely Saunders)

Das Sterben naht und zugleich intensiviert sich das Leben: das Wahrnehmen von liebevollen Gesten, die Vertiefung der zwischenmenschlichen Begegnung fern des Gesprochenen, das Fühlen gegenseitiger Liebe und Hochachtung, die verdichtete Erinnerung an gemeinsam Erlebtes, die Glückseligkeit des Augenblicks, das Bewusstsein für die Bedeutung einer zwischenmenschlichen Begegnung und der innige Wunsch, all das in der Erinnerung bergen zu wollen. Jede noch so harmlose, standardisierte Maßnahme unterliegt dem Anspruch einer Adaptierung an die individuellen Bedürfnisse der Person im Sinne einer „ummantelnden", „palliaren" Betreuung. Selbst das Legen einer Venenkanüle zwecks Blutentnahme bedarf einer Reflexion hinsichtlich ihrer Notwendigkeit, da jede Hautpunktion zusätzlich und unnötigerweise Schmerzen verursachen könnte. Alleinig die Verfügbarkeit therapeutischer, medizinischer und pflegerischer Möglichkeiten rechtfertigt nicht deren Einsatz. Vorbeugende, lindernde und unterstützende Maßnahmen bedürfen der sorgfältigen Abwägung dahingehend, inwieweit die Betroffenen dadurch einen Zuwachs oder eine Mehrbelastung in ihrem Dasein erfahren. *„So wie das Gewissen, das Eine, was nottut, erschließt, so erschließt die Liebe das Einzigartige, was möglich ist: die einzigartigen Möglichkeiten der geliebten Person"* (Frankl, 2006, S. 26).

Sterbende Menschen haben vielfache Bedürfnisse, die sich binnen kurzer Zeit verändern können: die Haut waschen und salben, eine angenehme Ruheposition finden, den Mund befeuchten, Wunden versorgen, Ruhe und vieles mehr. Die Herausforderung liegt darin, jeweils das rechte Maß, den für sie günstigsten Zeitpunkt und eine den Sterbenden zumutbare Weise der Pflege anzubieten.

Dr.[in] Saunders fragte nicht: „Was können wir für uns tun, sodass unsere Bedürfnisse nach Ästhetik und Wohlgeruch erfüllt werden!" Nein! Saunders fragt gezielt: *„Was können wir für den sterbenden Menschen tun?"* In diesem Zitat verweist die Pionierin der Hospizarbeit unter anderem auf die Notwendigkeit des reflektierten Tuns oder Unterlassens von therapeutischen wie pflegerischen Maßnahmen. Wohl zu überlegen und intuitiv zu erfassen ist, unter welchen Umständen dem sterbenden Menschen eine Behandlung, eine wohltuende Zuwendung möglich und zumutbar ist. Mit dem zunehmenden Kräfteverlust kommt es auch zur Verminderung der geistigen Leistungsfähigkeit. Konzentration und Merkfähigkeit aufzubringen, kostet zunehmend mehr Kraft.

Betreuende brauchen daher ein Gespür dafür, wann die Zeit für eine andere Weise der Vornahme oder der Rücknahme der Pflege gekommen ist! Das Vermitteln von Gefühlen wie Sicherheit, Geborgenheit, Gehalten- und Getragensein gewinnt zunehmend an Bedeutung. Mehr als alles andere brauchen diese Menschen Begleitende, die ein inneres Wissen um die Bedeutung von Kommunikation in ganz umfassender Weise mitbringen. Denn *„jeder Laut ist Botschaft von Unaussprechlichem"* (Steindl-Rast, S. 62), daher sollten wir uns auch nicht mühen, eine jede Botschaft in Worte zu kleiden.

Reizüberflutung durch Lärm, Fremdgeräusche, zu viele Besucher/-innen oder auch lebhafte Kinder können in dieser Phase überfordern, ängstigen und einen Kontrollverlust auslösen. Ein unbedachtes Anstoßen am Bett kann Fallängste auslösen. Ein in der Ferne hörbarer tropfender oder aufgedrehter Wasserhahn kann traumatische Erinnerungen reaktivieren.

Ein sterbender Mensch zieht sich mehr und mehr nach innen zurück. Er braucht Ruhe und Zeit, um Informationen und Fragen zu verarbeiten, um darauf reagieren zu können. Kurze und eindeutige Fragestellungen, welche einzig mit Ja oder Nein, mit einem Lidschlag oder einem Kopfnicken zu beantworten sind, helfen dringlichste Bedürfnisse abzuklären. Sterbende Menschen sind immer ansprechbar. Immer noch können sie in Gespräche 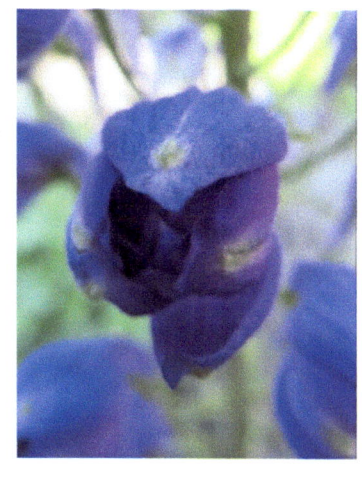 eingebunden werden. Sie hören die vertrauten Stimmlagen, vernehmen den beruhigenden Tonfall ihrer Vertrauenspersonen. Auch zu diesem späten Zeitpunkt kann Ungesagtes den Sterbenden noch mitgeteilt werden. Manches Mal antworten sie mit einem tiefen Atemzug, einem Seufzen. Im Sterbeprozess verändert sich die Bewusstseinslage und damit die Wahrnehmungsfähigkeit. Nach und nach wird der Mensch der Kontrolle über seine Körperreaktionen verlustig. Es bedarf der höchst achtsamen Zugewandtheit durch Vertrauenspersonen, deren ruhiges, ehrliches inneres Dasein. Die Pflege und Begleitung von sterbenden Menschen erfordert ein Höchstmaß an Sensibilität und Einfühlungsvermögen. Jeder Mensch stirbt seinen eigenen unverwechselbaren Tod. Er stirbt weder richtig noch falsch, weder gut noch schlecht. Niemand stirbt so, wie ich es mir als Begleiter/-in vorstelle.

Anzeichen des nahenden Ablebens und der Umgang damit

Die Anzeichen des nahenden Ablebens sind zu erwartende Veränderungen und natürliche Phänomene des Sterbeprozesses. Sie sind kein Grund für die Einweisung in ein Krankenhaus.

Cheyne-Stokes-Atmung und Schnappatmung

Zunächst ist die Cheyne-Stokes-Atmung zu beobachten: an- und abschwellende Atemzüge. Nach ungefähr zwanzig Atemzügen tritt eine Atempause ein. Mit Fortschritt des Sterbeprozesses kann eine Atempause mehrere, etwa zehn Sekunden, dauern. Kurz vor dem Ableben wird diese Atemform von der Letztatmung des Lebens, der Schnappatmung, abgelöst. Vor dem letzten Atemzug sind kurze und zunehmend schwächer werdende Einatem-Bewegungen, mit Atempausen dazwischen, zu beobachten.

Terminale Rasselatmung

Eine natürliche Veränderung der Atmung in den letzten Lebensstunden

Sowohl die Cheyne-Stokes-Atmung als auch die Schnappatmung können vom sogenannten „terminalen" oder „präfinalem Rasseln" begleitet sein. Die wortwörtliche Übersetzung des englischen Begriffs „death rattle" lautet „Todesrasseln". Doch löst diese Bezeichnung Gedanken an eine besonders schwere Atmung aus. Manche empfinden beim Hören dieses Begriffs Angst, ihr geliebter Angehöriger könnte gar am Schleim Ersticken. Stattdessen sollte von einer *„natürlichen"* und *„zu erwartenden Veränderung der Atmung"* am Ende des Lebens gesprochen werden, um der Natürlichkeit des Sterbens Ausdruck zu verleihen und um Ängsten vorweg Einhalt zu gebieten.

Die terminale Rasselatmung ist nicht als Ausdruck von Atemnot zu werten, unter welcher Sterbende leiden. Es handelt sich dabei um ein geräuschvolles, mechanisch-funktionelles Ereignis, das durch

Oszillieren von angesammeltem Sekret in den letzten Lebenstagen oder -stunden bei der Mehrzahl sterbender Menschen entsteht. Mitverursachend für das rasselnde Atemgeräusch dürfte eine Atrophie der Schlundmuskulatur im Zuge von Kachexie[20] der Patientinnen und Patienten, bei gleichzeitigem Verlust des Schluckreflexes, sein. Eine vermehrte bronchiale Sekretion bildet sich in der Regel über mehrere Tage hinweg aus. Die oftmals noch wachen Patientinnen und Patienten sind zu schwach, um Sekret effektiv abhusten und den Schleim wirksam beseitigen zu können, was jedoch auch die Entstehung einer Pneumonie begünstigen kann.

Rasselatmung Typ I (tracheal) und Typ II (bronchial)

Das „terminale" oder „finale Rasseln", auch „terminales Brodeln" genannt, dominiert bei bewusstseinsbeeinträchtigten oder bewusstlosen sterbenden Menschen. Bei einer Rasselatmung vom Typ I kommt es zu einer reflektorischen und vornehmlich in den oberen Atemwegen auftretenden Sekretbildung, weshalb auch vom „trachealen Typ" gesprochen wird. Das Sekret bildet sich im Bereich der Trachea und der Glottis (Stimmritze). Die Glottis wird aus den Stimmlippen und den Stellknorpeln gebildet. Die Rasselatmung vom Typ II beschreibt eine überwiegend bronchiale Sekretion, „bronchialer Typ", die über mehrere Tage hinweg gebildet wird. Bewusstseinsklaren Patienten und Patientinnen ist es nicht mehr möglich, Sekret abzuhusten, weshalb das Risiko einer Lungenentzündung besteht. Klaschik und Nauck (2002, S. 274) gehen davon aus, dass 60-90 % der Sterbenden eine Rasselatmung entwickeln. Dickmann spricht davon, dass 92 % der Sterbenden davon betroffen sind.

---

[20] „Kachexie" bezeichnet einen krankhaften Gewichtsverlust im Zuge von schwerer Krankheit.

Ich denke an einen Vater, dessen Sohn im Sterben lag. *„Bitte kommen Sie. Wir alle halten das Rasseln nicht mehr aus. Unser Kind erstickt".* Im Krankenzimmer herrschte eine angespannte, nervöse und verzweifelte Stimmung. *„Wenn unser Roland so früh schon gehen muss, muss er doch nicht auch noch am Schleim ersticken?"* Doch wirkte die Mimik von Roland entspannt. Er schlief bei offenstehendem Mund und hängender Kinnlade. Alle flüsterten und waren auf seine Atmung konzentriert, die von einem lautstarken rasselnden Geräusch begleitet war. Doch wenn im Zuge einer übersteigerten Aufmerksamkeit nur noch der Fokus auf ein Atemgeräusch, auf die Länge eines Atemzuges oder einer Atempause gerichtet ist, verlieren die Begleitenden leicht den Blick für das gesamte Erscheinungsbild eines Sterbenden. Sie sind dann in einer sog. „Hyperreflexion" gefangen, zu der dann auch noch Angst hinzukommt. Der Sterbende war jedoch ganz und gar entspannt. *„Roland"*, sage ich, *„bekommst Du genügend Luft?"* Wenn sterbende Menschen sich durch Worte, aufgrund von Schwäche, nicht mehr mitteilen können, so sind sie doch, oftmals bis kurz vor dem Ableben, noch ansprechbar und können zumindest nonverbal reagieren. Roland deutet eine Hin- und Her-Bewegung des Kopfes an, der einmal leicht nach rechts, dann nach links rollte, begleitet von einem leise gehauchtem *„Ja"*.

Verständlich ist die Sorge der Angehörigen, dass Sekretbildung das freie Ein- und Ausatmen der Sterbenden belasten könnte, weshalb sie dessen Beseitigung, etwa durch einen trachealen Absaugvorgang, erbitten. Um verstehen zu können, weshalb ein Absaugvorgang keine Abnahme, sondern eine Zunahme der Schleimbildung bewirkt, wird zunächst die Funktion der Schleimhaut in den Atemwegen erklärt. Die Schleimhaut in der Luftröhre besteht aus dem sog. „Flimmerepithel". Das sind Millionen von Zellen mit beweglichen Härchen, den sog. „Flimmerhärchen". Dazwischen befinden sich die schleimbildenden Becherzellen, deren Schleim sich über den Zellteppich legt und diesen ständig feucht hält. Geraten nun kleine Fremdkörper in die Luftröhre, bleiben sie an der Schleimhaut haften.

Die sich rhythmisch bewegenden Flimmerhärchen befördern die Fremdkörper nach oben und in Richtung Rachenraum. Dort angelangt, werden sie geschluckt, was meistens unwillkürlich erfolgt. Ein Absaugen des Luftröhrenschleims im Sterbeprozess wäre deswegen kontraproduktiv, da die Trachea den Absaugkatheter als Fremdkörper erkennen würde, den es abzustoßen gilt. Reflektorisch würde, zum Schutz der Luftröhre, noch mehr Schleim produziert werden, um Verletzungen vorzubeugen. Man spricht in diesem Zusammenhang auch von „reflektorischer Schleimbildung". Zudem erweist sich das Absaugen von Schleim für die geschwächten, sterbenden Menschen als überaus belastend.

Absaugen von Sekret aus dem Mundrachen

Lediglich im Mundrachen, dem sog. „Oropharynx"[21], wenn bei offenstehendem Mund ein Schleimsee zu sehen ist, könnte und sollte dieser durch einen Absaugvorgang entfernt werden, weil dadurch einer Aspiration von Schleim vorgebeugt wird. Hierzu genügt es, einen etwa 100 ml fassenden Spritzenzylinder mit einem kurzen Absaugkatheter zu verbinden und in dieser Weise den Schleim abzusaugen. Andere Gerätschaften, wie elektrische Absauggeräte, sind für das Entfernen von Sekret im Mundrachen nicht nötig.

Den Sterbenden ins Gesicht blicken

Hilfreich in obig beschriebener Situation kann es sein, sich die Ohren zuzuhalten und dann das Gesicht und seinen Ausdruck zu beobachten. Dadurch wird das rasselnde, fremdartige Geräusch, ein Stressor in einer ohnehin schon sensiblen Situation, zwischenzeitig ausgeblendet. Erfahrungsgemäß können die Angehörigen dann wieder das Erscheinungsbild sterbender Menschen wirklichkeitsnäher einschätzen.

---

[21] Der Oropharynx, lat. „os" bedeutet Mund, lat. „pharynx" bedeutet Rachen: „Mundrachen". Hierzu zählen der weiche Gaumen, die Mandeln und der Zungengrund.

Bedeutsam ist die Reduzierung der Flüssigkeitszufuhr auf das individuell notwendige Maß[23]. Eine Veränderung der Liegeposition kann eine Beruhigung der rasselnden Atmung eventuell bewirken. Erfahrungsgemäß wird eine etwa 30 Grad schräge Seitwärtsposition gut toleriert, wobei auch Schleim leichter abgehustet werden kann. Andere Patientinnen und Patienten erfahren Erleichterung durch eine etwa 34 Grad Oberkörper-Hochlage. Dabei sollten die Beine auf einem Polster ruhen, das unterhalb der Knie platziert wird. Die Arme könnten auf länglichen Polstern ruhen, die nicht zu nahe am Oberkörper anliegen sollten, um Beklemmungsgefühle zu vermeiden. In einer jeden Position sollte darauf geachtet werden, dass der Kopf eher nach vorne geneigt ist, um das Zurückfallen der Zunge und ein Aspirieren von Schleim zu vermeiden.

Krankheitsbedingte Atemnot

Im Unterschied zum terminalen Rasseln gibt es auch die krankheitsbedingte und immer ernstzunehmende Atemnot, sog. „Dyspnoe". Hierbei liegt ein Missverhältnis zwischen dem Atembedarf und der Atemleistung vor. Die Betroffenen verspüren Lufthunger. Sie sind kurzatmig, leiden an Beklemmungsgefühl und innerer Unruhe. Verständlicherweise dominiert die Angst, es könnte nicht genügend Luft ein- bzw. ausgeatmet werden. Die Ursachen für die krankheitsbedingte Atemnot können beispielsweise neuromuskulär, cerebral oder ein tumoröses Geschehens sein. Pulmonale Ursachen für Atemnot sind etwa eine Lungenentzündung, „Pneumonie", eine chronisch obstruktive Lungenerkrankung (COPD[24]), ebenso ein tumoröses Geschehen und andere raumfordernde Prozesse, etwa Aszites. Eine medikamentöse Therapie dient oftmals bis zum Ableben der notwendigen Linderung der Dyspnoe.

---

[23] Bitte lesen Sie hierzu das Kapitel „Flüssigkeitsbedarf Sterbender".
[24] Die Abkürzung „COPD" steht für „Chronic Obstruktive Pulmonary Disease".

Die Gabe von Sauerstoff ist meistens kontraindiziert

Die Gabe von Sauerstoff am Ende des Lebens ist meistens kontraindiziert. Sauerstoff wird nasal mittels einer Sauerstoffbrille aus PVC, Polyurethan oder Silikon appliziert. Die Brille liegt auf der empfindsamen Nasenschleimhaut auf und führt dort zu Druck- oder Reibeschmerzen, sogar zu Druckgeschwüren. Auch dann, wenn der Sauerstoff angefeuchtet wird, trocknen die Schleimhäute in Nase, Mund und Rachen aus, was wiederum das Durstgefühl erhöht und einen Hustenreiz auslöst. Dieser wiederum erschöpft die Betroffenen und verunmöglicht einen erholsamen, friedvollen Schlaf. Auch das Risiko der Aspiration von Speichel steigt bei trockener Mundschleimhaut. Letzte Worte wollen noch gesprochen werden. Doch können geschwächte sterbende Menschen mit einem ausgetrockneten Mund kaum noch ein Wort aussprechen. Weiters atmen Sterbende hauptsächlich über den Mund. Der verabreichte Sauerstoff würde zwar nasal einströmen, jedoch mit dem nächsten Atemzug über den Mund ausgeatmet werden. Nur eine sehr kleine Menge würde die Lunge erreichen. Sauerstoffmasken sind ebenfalls zu meiden, da sie Druckschmerzen, Beklemmungsgefühle und zudem eine permanente ästhetische Beeinträchtigung des Gesichts mit sich bringen. Angehörige wollen die Sterbenden vielleicht noch liebevoll berühren und mit ihnen sprechen. Eine Maske erschwert all das. Bei einigen Erkrankungen, etwa einer COPD bzw. bei psychischer Abhängigkeit, sollte die Gabe von Sauerstoff jedoch keinesfalls verwehrt werden!

„[...] das Sterben und die Minuten davor, der Beginn des Gleitens, Wegrutschens, raus aus der bewussten Welt, dann los davon, ganz los, dann weiß man nichts mehr, diese Minuten sind schwer, es ist zu endgültig, so viel Endgültigkeit, so viel Ende fasst ein menschlicher Geist nicht." (Bergmann, 2011, S. 31)

Die letzten Stunden des Lebens können von einer terminalen Agitation begleitet sein. Diese letzte Bewegtheit tritt Minuten bis Stunden vor dem Ableben auf und zeigt eine gesteigerte, ziellose, motorische Unruhe, meist verbunden mit einer Eintrübung der Bewusstseinslage. Manchmal ist ein spontanes Aufrichten des Oberkörpers zu beobachten. Die Arme bewegen sich in einer Weise, als würde der sterbende Mensch nach etwas oder nach jemandem greifen. Eine Unruhe kann jedoch auch Hinweis auf ein körperliches Unbehagen sein. Daher ist zu prüfen, ob die Symptomkontrolle bestmöglich erfolgt ist, ob beispielsweise der/die Sterbende die Harnblase entleeren kann oder ob andere Symptome vorliegen, die einer pflegerischen Intervention oder einer medikamentösen Behandlung bedürfen. Belastende Symptome könnten beispielsweise eine erschwerte Atmung, ein Beklemmungsgefühl, Juckreiz, Schmerz, Flatulenzen oder auch Angst sein.

Zeigen Sterbende beharrlich die Tendenz zum Aufsitzen, sollte man sie daran nicht hindern. Doch sind sie schwach und der Kreislauf ist sehr labil, weshalb man ihnen beim Sitzen im Querbett körperlich sehr nahe sein soll, damit sie nicht etwa stürzen und sich Verletzungen zuziehen. Die Beine sollten nicht haltlos in der Luft baumeln, stattdessen ist dafür Sorge zu tragen, dass die Füße auf dem Boden stehen oder auf einem Fußschemel ruhen. Dies vermittelt ein Gefühl von körperlicher Stabilität und einem „Geerdetsein". Mit dem eigenen Körper kann man ihnen Halt und Sicherheit vermitteln. Das Bedürfnis zu sitzen, zu stehen oder ein paar Schritte zu gehen, ist meistens von kurzer Dauer. Vor allem beim Aufstehen sollten unbedingt zwei Personen die Person stützen. Im Idealfall ist eine erfahrene Pflegeperson dabei anwesend. Danach sinken die Patienten und Patientinnen erfahrungsgemäß ermüdet auf ihr Kissen zurück, um auszuruhen. Hilfreich kann sich das Liegen in der Einschlafposition erweisen. Die meisten Menschen schlafen entweder auf der rechten oder auf der linken Körperseite liegend ein. Dabei neigt sich der Kopf etwas in Richtung Brust und die Person rollt in sich ein wenig zusammen. Die Beine werden zumeist gebeugt und in Richtung Hüfte angezogen. Um das Geborgenheitsgefühl zu verstärken, kann vor den Oberkörper ein weiches Polster gelegt werden, auf welchem der obenauf liegende Arm entspannt ruhen kann. Entlang des Rückens und des Beckens kann eine weiche Decke modelliert werden. Das verstärkt die Wahrnehmung des eigenen Körpers und das Sich-selbst-Spüren, was beruhigend wirkt.

Zusammenhang zwischen Flüssigkeitszufuhr, Durstgefühl und Mundpflege

Wie das Durstgefühl entsteht

Durst bezeichnet die Empfindung von Flüssigkeitsmangel mit dem Verlangen, Flüssigkeit aufzunehmen. Krankheitsbedingter Durst entsteht durch Wasserverlust, etwa durch Fieber oder Durchfall. Durch den Wasserverlust kommt es zu einem Anstieg der Osmolarität[25] des Blutes und zu einer geringfügigen Zunahme des osmotischen Drucks im Extra- und Intrazellularraum. Das Durstgefühl wird über zwei Systeme vermittelt: das erste System bewirkt eine geringfügige Zunahme des osmotischen Drucks im Intrazellularraum und löst ein vermehrtes Trinkbedürfnis aus, vor allem über Osmorezeptoren[26] des Hypothalamus. Diese Rezeptoren reagieren unter anderem mit der Freisetzung des Hormons Vasopressin (Adiuretin) aus dem Hypophysenhinterlappen. Dadurch kommt es zu einer Erhöhung der Wasserrückresorption in der Niere, um den Körper vor weiteren Wasserverlusten zu bewahren. Das zweite System reagiert auf die extrazellulären Veränderungen eines

---

[25] Osmolarität bezeichnet die Konzentration osmotisch wirksamer Substanzen.

[26] Osmorezeptoren messen die Osmolarität der Flüssigkeit außerhalb einer Zelle.

Flüssigkeitsverlustes. Extrazelluläre Rezeptoren, hiervon sind vor allem Dehnungsrezeptoren in den Herzvenen bedeutsam, registrieren die Veränderung und bewirken ebenfalls eine Erhöhung des Vasopressin-Spiegels. Weiters führt der extrazelluläre Flüssigkeitsverlust zur Aktivierung des Renin-Angiotensin-Aldosteron-Systems. Begleiterscheinung des Dursts ist eine verminderte Sekretion von Speichel, wodurch das für den Durst charakteristische Trockenheitsgefühl im Mund- und Rachenraum ausgelöst wird. Die entsprechenden Rezeptoren können auch ohne Vorliegen eines Wassermangels gereizt werden, beispielsweise durch Austrocknen des Rachenraums, was einen "falschen Durst" erzeugt (Spektrum, 1999).

Im eigenen Körperwasser ertrinken!?

Ich erinnere eine hochaltrige Frau, die mit massiver Atemnot in das Krankenhaus eingeliefert wurde. Sie befand sich im Sterbeprozess und war massiv überwässert. Die Beine waren ödematös geschwollen. Ein lautes, brodelndes, rasselndes Geräusch begleitete den schweren Atem und angstvoll war ihr ganzer Ausdruck, was verständlich war, denn sie drohte im eigenen Wasser zu ertrinken. Dennoch wurde ihr Nahrung und Flüssigkeit über eine künstliche Magensonde verabreicht. Erst nachdem jegliche Flüssigkeitszufuhr beendet und somit auch die PEG-Sonde ruhend gestellt wurde, entspannte sich die Situation im Laufe der folgenden Tage. Die Dame konnte wieder freier durchatmen, die körperliche Erschöpfung wich und sie fühlte sich erleichtert.

Der leichte Wassermangel erleichtert das Sterben

Obig geschilderte Situation ist ethisch wie rechtlich nicht zu rechtfertigen! Dass all jene Maßnahmen, welche einen Sterbeprozess unnötig belasten oder gar verlängern, zu unterlassen sind, stellt in der Betreuung sterbender Menschen ein ethisches Leitprinzip dar. Ein sterbender Körper kann oral bzw. subkutan aufgenommene Flüssigkeitsmengen, oftmals wegen der zunehmenden Organinsuffizienzen, nicht mehr verstoffwechseln. Würde man Flüssigkeit zuführen, als wäre der Organismus jung und vital, würde dies dennoch zu keiner ausgewogenen Stoffwechselbilanz führen.

Ganz im Gegenteil: Man würde die Sterbenden körperlich und psychisch erheblich belasten und ein friedvolles Ableben wäre unter diesen Bedingungen nicht möglich. Wissend, dass ein Mensch den Sterbeprozess im Zustand des leichten Flüssigkeitsmangels, der Dehydratation, friedvoller erleben kann, ist spätestens bei der Bildung von Wasseransammlungen in Geweben, ebenso in Lunge oder Bauch, bei Zunahme der trachealen Sekretion, bei einer erschwerten Atmung bzw. beim subjektiven Gefühl von Atemnot, eine Reduzierung bzw. Unterlassung der Flüssigkeitsgabe in Erwägung zu ziehen. Zudem führt ein leichter Wassermangel zur Ausschüttung endogener Opioide. Das sind körpereigene Peptide, die morphinähnliche Wirkungen an Opioidrezeptoren entfalten, schmerzlindernd und stimmungsaufhellend wirken.

Lange Sterbeprozesse erfordern daher ein tägliches Neueinschätzen in Bezug auf die Flüssigkeitsgabe, die Gesamtsituation berücksichtigend!

Keinesfalls hat jedoch die Entscheidung hin zu einer reduzierten bzw. unterlassenen Flüssigkeitsgabe Endgültigkeitscharakter. Da Sterbeprozesse individuell unterschiedlich verlaufen und es durchaus auch Tage der Stabilisierung bzw. Verbesserung des Befindens geben kann, ist täglich neu einzuschätzen, ob wieder ein Substitutionsversuch unternommen werden sollte oder nicht. Dann sind unbedingt kleine Mengen an Flüssigkeit in Form von Lieblingsgetränken anzubieten.

Ein Durstgefühl besteht nur bei trockener Mundschleimhaut

Die Rezeptoren für das Durstgefühl liegen in der Mundschleimhaut. Das Durstzentrum des Menschen liegt im Nucleus preopticus medianus, das ist ein Teil des Hypothalamus (Allen et al., 2017, S. 1149-1155). Ist die Mundschleimhaut trocken, melden die Rezeptoren an das Durstzentrum „Durst", unabhängig vom Flüssigkeitsgehalt im Körper! Ist die Mundschleimhaut hingegen feucht, kommt es zu keinem Durstgefühl. Wenn sterbende Menschen an einem flüssigkeitsgetränkten Schaumstoffstäbchen regelrecht gierig saugen, muss die Befeuchtung der Mundschleimhaut intensiviert und engmaschiger durchgeführt werden. Dann kann man davon ausgehen, dass sie durstig sind und einen höheren Bedarf an Flüssigkeit haben.

Flüssigkeitsbedarf Sterbender

Ein ausgewogener Flüssigkeitshaushalt stellt in der Betreuung Sterbender kein erstrebenswertes Ziel mehr dar! Zum Flüssigkeitsbedarf Sterbender gibt es unterschiedliche Einschätzungen, doch bewegen sich diese allesamt zwischen 500 und 1000 Milliliter innerhalb von 24 Stunden. Je mehr Anzeichen von Überwässerung[27] zu beobachten sind, desto weniger Flüssigkeit sollte zugeführt werden.

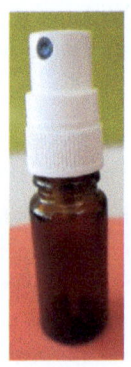

Es sollten, sofern die Patientinnen und Patienten dies zulassen, Maßnahmen zur Befeuchtung der Mundschleimhaut und zur Aufrechterhaltung geschmeidiger Lippen durchgeführt werden. Zur Linderung des Durstgefühls reichen kleinste Mengen Flüssigkeit, welche mit einem Mikrozerstäuber verabreicht werden. Diese Sprühflakone fassen zwischen 10 und 20 Milliliter und sind in Apotheken erhältlich. Sie können mit kühlen oder warmen Getränken gefüllt werden.

Da Sterbende überwiegend über den Mund atmen, sollte die Befeuchtung in sehr kurzen Zeitabständen erfolgen, da die Schleimhaut schon nach wenigen Atemzügen wieder austrocknet. Wenn ein Mensch schläft, der Mund offensteht, Lippen und Mundschleimhaut ausgetrocknet sind, dann nimmt er das Durstgefühl nicht war, weshalb man ihn deswegen auch nicht wecken sollte. Der Schlaf ist eine Quelle der Erholung, um in den zunehmend kürzer werdenden Wachphasen das Leben mit dem gegenwärtig Gebotenem noch wahrnehmen und ausschöpfen zu können.

---

[27] Anzeichen von Überwässerung sind beispielsweise ein rasselndes Atemgeräusch, das subjektive Gefühl von Atemnot und Angst, Flüssigkeitsansammlung in Geweben, Lungen und Bauchraum.

Die Raumluft anfeuchten und dabei Keimbildung vorbeugen!

Besonders während der Heizperiode kann eine trockene Raumluft das Gefühl von Mundtrockenheit und Durst verstärken, zudem Hustenreiz auslösen. Das Anfeuchten der Raumluft kann mit einem großen Wasserzerstäuber oder mittels Luftbefeuchter erfolgen. Schwerkranke und Sterbende verfügen über ein geschwächtes Immunsystem und sind anfällig für Infekte. Um einer Keimbildung entgegen zu wirken, sind laut Bedienungsanleitung die Filter der Befeuchtungsgeräte regelmäßig zu wechseln und die Flüssigkeitsbehälter sind vor jeder Inbetriebnahme zu desinfizieren. Als sehr erfrischend erleben Schwerkranke, insbesondere wenn sie eine erhöhte Körpertemperatur und/oder über trockene Schleimhäute und Lippen klagen, feuchtnasse Tücher. Diese werden in unmittelbarer Nähe des Bettes hängend platziert. Auch hier ist zu beachten, dass die Tücher, nachdem sie angetrocknet sind, aus dem Krankenzimmer entfernt und mit etwa 95° hohen Temperaturen gewaschen werden. Keinesfalls darf ein Tuch ein zweites Mal angefeuchtet werden.

Mund und Lippen brauchen eine sorgfältige Pflege, um zusätzlichen Beschwerden vorzubeugen!

Eine spezielle Mundpflege ist dann geboten, wenn Menschen die physiologische Situation des Mundes selbst nicht mehr aufrechterhalten können, was das Risiko von Erkrankungen erhöhen würde. Die palliative Mundpflege wirkt beispielsweise einer Mundschleimhaut- oder Ohrspeicheldrüsenentzündung und einer Soorbildung entgegen. Bedeutsam ist, dass die Sterbenden den Mund möglichst frei von Angst und Scham öffnen und dass sie das freiwillig tun. Angebotene Flüssigkeiten und Pflegeprodukte sollten sich an vertrauten Geschmäckern orientieren und sollten unbedingt jedenfalls wohlschmeckend sein.

Mund und Lippen sind intime Körperzonen!

Da Mund und Lippen intime Körperzonen sind, bedarf deren Pflege vorausgehender vertrauensbildender Maßnahmen. Insofern könnte eine Mund- und Lippenpflege dadurch eingeleitet werden, indem zunächst, in ruhiger Atmosphäre, ein vertrauensstiftender Zugang zum Menschen, etwa über eine beruhigende Einreibung der Hände und Arme, erfolgt. Dann erst beginnt die eigentliche, achtsam durchgeführte Pflege, sofern die Kranken bzw. die Sterbenden diese zulassen können.

Pflegerische Maßnahmen gegen die Mundtrockenheit

Stimulieren der Speicheldrüsen

Der Speichel wird von drei Drüsenpaaren gebildet und in die Mundhöhle abgesondert: Ohrspeichel-, Unterkiefer- und Unterzungendrüsen. Die Ausführungsgänge der beiden Ohrspeicheldrüsen, auch „Glandula parotis" oder kurz „Parotis" genannt, liegen in den Backenmuskeln, etwa oberhalb der Backenzähne, und entlang der Kaumuskulatur. Die Drüsen selbst liegen vor und unter den Ohren. Es handelt sich dabei um seröse Drüsen, die flüssigen Speichel produzieren. Die Unterkieferspeicheldrüse, sog. „Glandula submandibularis", mündet in die Unterzungendrüse,
sog. „Glandula sublingualis", deren Ausführungsgang unter der Zunge liegt. Die Unterkiefer- und Unterzungendrüsen sind seromuköse Drüsen. Sie produzieren überwiegend muköses Sekret. Durch sanfte, kreisende Bewegungen können die Ohrspeicheldrüsen stimuliert werden. Auch das Auflegen feuchtwarmer Tücher regt ihre Produktion an. Auch die Unterkiefer- und Unterzungendrüsen können manuell aus-

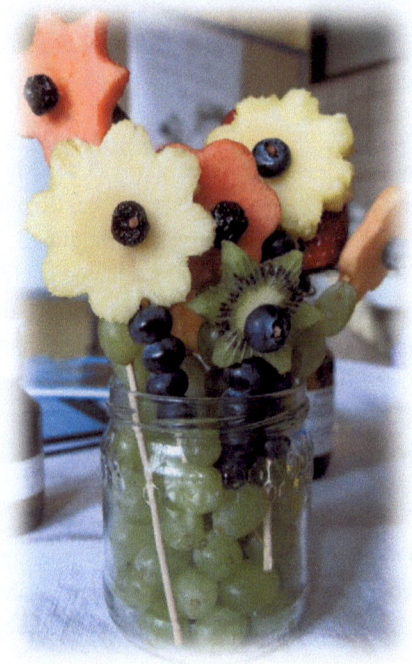

gestreift werden. Hierzu müsste der Kopf der Patienten/Patientinnen leicht nach oben und zur Seite geneigt werden.

Mundbefeuchtung

Einige der Möglichkeiten zur Mundbefeuchtung werden nun gelistet. Alle Maßnahmen sind nur bei gesunder Mundschleimhaut anzuwenden. Beim Kauen einer trockenen Speise werden bis zu 4 Milliliter Speichel/Minute abgegeben. Das ist eine 40-mal höhere Speichelproduktion als ohne Kaubewegungen. Besteht Verschluckungsgefahr, dürfen Flüssigkeiten nur fein zerstäubt mittels Sprühflakon angeboten werden. Gefrorenes darf nur angetaut gereicht werden, damit es lokal nicht zu Erfrierungen an der Mundschleimhaut kommt. Werden Tees verwendet, sollten diese in der Apotheke gekauft, gemäß Angabe auf der Packung gelagert und zubereitet werden. Persönliche Vorlieben der Patientinnen und Patienten sind zu erfragen und zu respektieren. Nicht nur der Geschmack, auch der Geruch und der Anblick von Speisen oder Getränken, sogar alleinig der Gedanke daran, fördert bereits den Speichelfluss. Der Kreativität bei der Zubereitung sind keine Grenzen gesetzt!

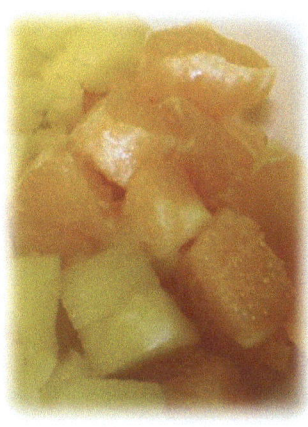

◊ Lutschen von kleinen, eisgekühlten Fruchtstücken wie Ananas, Orange, Grapefruit, Pfirsich, Zitrone oder Kiwi

◊ Saure Drops, z.B. mit Zitronengeschmack

◊ Saure Tees, z. B. Hagebutten- oder Malventee

◊ Eibischwurzeltee

◊ Saurer Gurken- oder Russensaft

◊ (Eis)gekühlter Fruchtjoghurt

◊ Kühles oder gefrorenes Speiseeis aus Zitrone, Limette, Ananas oder Erdbeere

◊ Gefrorenes Wassereis, z. B. aus Orangen-, Johannisbeeren-, Äpfel, Cola, Bier oder Sekt

◊ Verdünntes Zitronenwasser

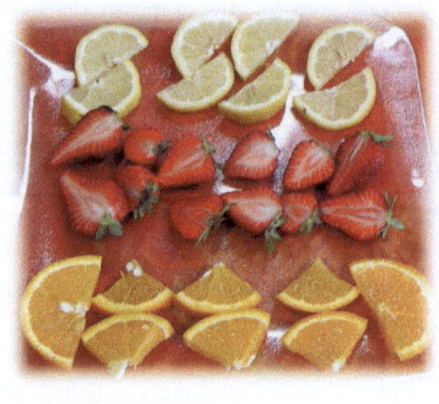

◊ Kauen von Brotrinden, Kaugummis, Gummibärchen oder Dörrfrüchten, u. v. m.

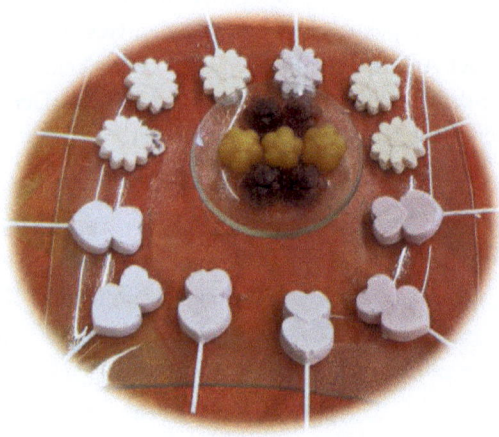

Pflege von Mundwinkeln und Lippen

Die Haut im Bereich der Mundwinkel und Lippen kann mit fettenden Pflanzenölen geschmeidig gehalten werden. Hierzu kann süßes Mandelöl, Walnusskern-, Weizenkeim- oder Ringelblumenöl, ebenso Jojobawachs, verwendet werden.

Ernährungsrückzug und Vorteile

Palliativpatientinnen und -patienten sterben nicht, weil sie nicht mehr essen. Sie können und wollen nicht mehr essen, weil sich ihr Leben dem Ende zuneigt.

Reduziert sich bei einem multimoribunden und an Demenz erkrankten Menschen die Lebenskraft, weil er sich in Todesnähe befindet, verliert das Zusichnehmen von Nahrung nach und nach an Bedeutung und das ist ein physiologischer Prozess. Vor allem bei Menschen in einer späteren Phase der Demenz ist zu beobachten, dass sie plötzlich mit dem Essen aufhören. Sie selbst erfühlen für sich den richtigen Zeitpunkt, so scheint es mir. Nahrung, ob diese oral, parenteral oder intravenös verabreicht wird, kann den Stoffwechsel des sterbenden Organismus belasten. Statt der Zufuhr einer bestimmten Kalorienmenge innerhalb eines definierten Zeitraumes rücken nun andere Aspekte in den Vordergrund. Beispielsweise sollen gewohnte, gemeinschaftliche Ess- und Trinkgewohnheiten, etwa das Kaffeetrinken am Nachmittag, so lange wie möglich beibehalten werden. Das Gefühl von Zusammengehörigkeit und Gemeinschaft ist nun bedeutsam, wenn auch die vertrauten Essrituale in einer anderen Weise gelebt werden: Der Kaffee könnte dem schwerkranken, geschwächten und somit verschluckungsgefährdeten Menschen dennoch in seiner gewohnten Tasse serviert werden. Dass optische Eindrücke das Sättigungsgefühl gar stärker bestimmen als die tatsächliche Magenfüllung, stellte eine Forschergruppe aus Ithaca, USA, fest (Wansink et al., 2005). Um den Kaffee auch gefahrlos, ohne sich dabei zu verschlucken, genießen zu können, könnte dieser in einen Mikrozerstäuber gefüllt und in den Mund gesprüht werden.

Eine veränderte Stoffwechselsituation

Eine begleitende Tumorerkrankung beispielsweise kann eine allgemeine Entzündungsreaktion im Körper auslösen und dadurch den Stoffwechsel erheblich beeinflussen. Kohlenhydrate werden nicht mehr verwertet, Glucose wird unvollständig abgebaut, weshalb eine Hypoglykämie durch Nahrungsverzicht in der Regel nicht mehr auftritt. Weiters werden körpereigene Eiweiße zu Glucose abgebaut, was zu Muskelschwäche und Gewichtsverlust führen und durch Gabe von parenteraler Ernährung nicht verhindert werden kann. Auch der Fettstoffwechsel kann beeinträchtigt und beschleunigt werden. Jegliche Zufuhr von Kalorien in Form von künstlicher Ernährung kann der Körper daher nicht mehr verwerten (Büche, 2013, S. 5).

Mehr Lebensqualität durch Verzicht auf parenterale Ernährung

Abschließend sei auf die Schlussfolgerungen einer Studie von McCann et al. (1994) hingewiesen: Wird bei an Demenz erkrankten Menschen auf die Gabe von Flüssigkeit und Nahrung über eine PEG-Sonde verzichtet und stattdessen oral und nur bei einem Verlangen danach gereicht, so bedeutet dies keine Einbuße an Lebensqualität. Die Erkrankten empfinden kein Durstgefühl. Jedoch, und dies ist sehr wichtig, ist eine kontinuierliche, sorgfältige und wohlschmeckende Mundpflege und -befeuchtung der Mundschleimhaut zu gewährleisten (ebd., S. 1263). Untersuchungen der Forschergruppe um Wansink et al. (2005) ergaben, dass künstliche Ernährung die Lebenszeit weder verlängert noch die Lebensqualität der Patientinnen und Patienten verbessert.

Begleitung in der Trauer

Das Wesen der Trauer

An Demenz erkrankte Menschen und ebenso ihre Angehörigen durchleben einen Trauerprozess, der oftmals bereits vor der Diagnosestellung beginnt und jahrelang andauern kann, wenn auch in unterschiedlicher Intensität und Ausdrucksweise. Der Trauerforscher Bonanno (2012, S. 53) spricht von der sogenannten *„oszillierenden Trauer"*, die sich nicht in einem vorhersagbaren Phasenmodell entfaltet. Trauer ist eine natürliche und lebensnotwendige Emotion bei drohendem oder erfahrenem Verlust und sie ist dem Menschen innewohnend und zugehörig. Monika befand sich in einem frühen Stadium der Demenzerkrankung und wusste, dass sie ihre Selbstständigkeit nach und nach verlieren würde. Darüber sprechen konnte sie jedoch noch nicht. Doch wenn sie an ihrem alten Schreibtisch saß und das Erlebte, ihre Gedanken und Gefühle niederschrieb, begannen die Tränen zu fließen. Durch das Schreiben kam sie zur Ruhe, konnte sich auf ihr Innerstes besinnen und so ihren Innenraum erfahren. Darin verborgene Gefühle können dann wahrgenommen und zugelassen werden. Zunächst wird Trauer als unendlich schmerzvoll erlebt, doch weicht die Radikalität des Seelenwehs über die Zeit hinweg, hin zum Lebensbejahenden und Lebensförderlichen. Je eher und selbstverständlicher Trauer zugelassen wird, desto mehr kann auch ihr wandelndes und heilsames Wesen gefühlt und der Hoffnung Raum gegeben werden.

Auffangschalen der Liebe

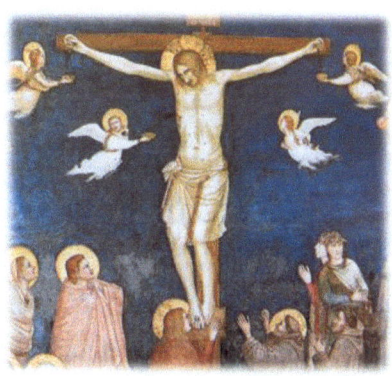

In der Francesco-Basilika in Assisi ist ein Gemälde von Giotto di Bondone aus dem Jahre 1295 zu sehen. Engel halten sich bereit und fangen das Blut des gekreuzigten Jesus Christus in Schalen auf. Ähnlich ist das Empfinden Trauernder, die von unermesslichem Seelenweh heimgesucht werden. Der Tränenstrom führt vorübergehend zu einem Loslassen des Zuviels an Sorge und Angst, an Mitgefühl, an Endlichkeitsbewusstsein oder auch an Verzweiflung. Das Weh ergießt sich in die Auffangschalen einfühlsamer Begleiter/-innen, schafft Raum für Trost und Hoffnung. So lange, bis das Trauerweh erneut überlaufen möchte, um als kostbare Essenz in den goldenen Schalen der Liebe aufgefangen und geborgen zu werden. Der seelische Schmerz wird zugelassen, fern von Ablenkung, Vertröstung oder Verharmlosung.

Trauer als spirituelle Erfahrung

Das Durchleben des Trauerprozesses ist auch deswegen so bedeutsam, weil dadurch existenzielle, philosophische und spirituelle Fragen nach dem Sinn von Krankheit, Leid und Tod eröffnet werden, was zu einer bewussten Auseinandersetzung mit diesen zentralen und spezifisch humanen Lebensthemen führt. Krankheit, Sterben und das Ableben anderer rühren immer auch an der eigenen Endlichkeit. Zugleich rückt gerade durch das Mitdenken des Todes inmitten des Lebens das Wesentliche in den Vordergrund, da die Sinnorientierung bedeutsam wird und das Leben bereichert. Trauernde berichten von einem unerschütterlichen, fortwährenden und inneren Haltgefüge, das sie in sich spüren, selbst in intensiven Trauerzeiten. Dabei sprechen sie keineswegs von einem biblischen, personalen Gott, vielmehr von einem allumfassenden und den Menschen weit übersteigenden Sinn. Monika fasste ihr Erleben in diese Worte: *„Ich fühlte mich getröstet, von niemandem, aber von etwas, das ganz anders und wesentlicher war, als ich es je sein könnte"*. Ein Erleben jenseits unserer Denkfähigkeit, somit rational nicht fassbar, doch erfahrbar! Krisen, so sehr sie uns erschüttern, sind sie zugleich auch ein Quell spiritueller Erfahrungen.

Lachen und Weinen

„Die Liebe zum Leben braucht die Tränen des Abschieds" (Bergmann, 2011, S. 77). Trauer erhöht die Aufmerksamkeit für den Abschied und vergegenwärtigt die Möglichkeiten, die noch der Verwirklichung harren. Eine Familie erzählte: *„Obwohl wir über diese Erkrankung eigentlich alles wussten und Mama schon viele*

Jahre krank war, saßen wir oft beisammen und einer nach dem anderen begann zu weinen. Zwischendurch konnten wir auch wieder ungemein lachen." Wenn Trauer von einem erlösenden, herzlichen Lachen begleitet ist, hat dies nichts Beschämendes an sich, sondern zeugt vielmehr von Seligkeit und von erholsamer, zwischenzeitlich kraftspendender Leichtigkeit.

Trauernden beistehen

Dem Unausweichlichen auszuweichen, das Unabwendbare abzuwenden hieße, das abgefallene Blatt wieder an den Baum zu heften.

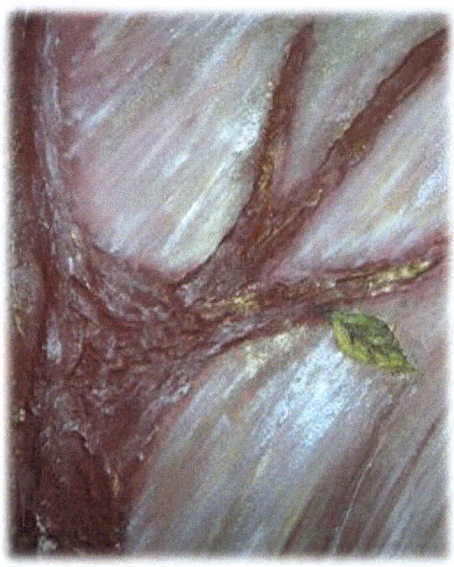

Es sind nicht unbedingt und ausschließlich Worte, die wohltun und Trost spenden. Heilsames Dasein kann sich ebenso in einem mitfühlenden, stillen Verweilen bei einem Menschen ausdrücken. Sie können den Menschen in ihren Gedanken in den Armen wiegen oder ihm achtsam ihre Hand auf den Rücken legen, um Ihrem haltgebenden Dasein auch körperlich Ausdruck zu verleihen. Wer einen trauernden Menschen begleiten möchte, bedarf zunächst einer ruhigen, achtsamen Zuwendung zu sich selbst. Lassen Sie die Seele vom Klang der Stille durchtönen, sodass ihre zarte, unaufdringliche, leise und wahrhaftige Stimme hörbar und ihre Botschaft verstehbar wird. Das Innerste vermag den Sinn des Augenblicks zu erfassen und das gegenwärtig Gebotene zu erspüren, abseits von verstandes- und vernunftgeleiteten Prinzipien. Die Augen schließend und die Aufmerksamkeit nach innen wendend, erfahren wir auch das Ein- und

Ausströmen unseres Atems. Er ist ein sanfter, geduldiger und auch unerbittlicher Lehrer. Sich dem Ein- und Ausatemstrom hingebend, erfahren wir uns als Zu- und Loslassende, die wir von Geburt an immer schon sind. Wir verbinden uns mit einem tieferen Verständnis: Dem Gewahrwerden, dass das Empfangen ebenso wie das Abgeben, das Zulassen ebenso wie das Loslassen ursprüngliche Quellen und Bedingtheiten allen Lebens sind. Von Geduld, Vertrauen und Trost, trotz des Ungewissen und Ungelösten in unser aller Leben, künden Rilkes Gedanken:

> Man muss den Dingen die eigene, stille, ungestörte Entwicklung lassen, die tief von innen kommt und durch nichts gedrängt oder beschleunigt werden kann; alles ist Austragen – und dann Gebären. Reifen wie der Baum, der seine Säfte nicht drängt und getrost in den Stürmen des Frühlings steht, ohne Angst, dass dahinter kein Sommer kommen könnte. Er kommt doch! Aber er kommt nur zu den Geduldigen, die da sind, als ob die Ewigkeit vor ihnen läge, so sorglos still und weit. Man muss Geduld haben gegen das Ungelöste im Herzen und versuchen, die Fragen selber lieb zu haben, wie verschlossene Stuben und Bücher, die in einer sehr fremden Sprache geschrieben sind. Es handelt sich darum, alles zu leben. Wenn man die Fragen lebt, lebt man vielleicht allmählich, ohne es zu merken, eines fremden Tages in die Antwort hinein. (Rainer Maria Rilke)

Zur Situation in den Alten- und Pflegeheimen

Die Vielfalt von Versorgungsformen und therapeutischen Interventionen zeugen vom Engagement und Ideenreichtum der Altenpflegekräfte und auch von den Herausforderungen, die sich ihnen täglich stellen. Altenpflegeeinrichtungen, in denen sich das interdisziplinäre Team mit einer palliativen Haltung und dem fachlichen Wissen umfassend auseinandergesetzt hat, bieten Oasen der Menschenwürde und Quellen des Wiedererwachens von Lebensqualität für Erkrankte und ihre Angehörigen.

Hospizkultur in geriatrischen Einrichtungen

Aus langjähriger Seminartätigkeit in Alten- und Pflegeheimen weiß ich um das enorm hohe Engagement der mit der Leitung der Einrichtungen beauftragten Personen, der Pflegekräfte, Hausärztinnen und Hausärzte und Seelsorgenden. Eine Mehrzahl der Träger dieser Einrichtungen erachtet eine fundierte und fortlaufende Weiterbildung aller Mitarbeiter/-innen zu Themenfeldern wie Validation®, Implementierung einer würdevollen Trauer- und Abschiedskultur, Hospiz- und Palliativarbeit für wesentlich und unabdingbar für eine qualitätsvolle Betreuung und Pflege der Erkrankten und ihrer Angehörigen. Flexibel organisieren sich Pflegeteams, sodass beispielsweise eine besonders zuwendungsbedürftige Person durch eine Vertrauensperson des Teams begleitet werden kann. Ebenso investieren Betreuende zunehmend erheblich mehr Zeit in interdisziplinäre Besprechungen, beispielsweise wenn es um ethisch schwierige Fragestellungen geht.

Hospizlich geschulte und ehrenamtliche Mitarbeiter/-innen werden verstärkt in der Altenarbeit eingebunden. Ebenso gewinnt unaufgefordert, empathisch und verständlich erteilte Information an die Angehörigen über die Durchführung, Rücknahme oder Unterlassung therapeutischer und pflegerischer Maßnahmen zunehmend an Bedeutung.

Sofern Angehörige es wünschen, werden diese behutsam in den Pflegeprozess eingebunden, die gemeinsame Beziehungsgeschichte berücksichtigend. Durchwegs können Angehörige rund um die Uhr bei ihren Lieben verweilen und werden dabei von den Betreuenden begleitet. In manchen Einrichtungen gibt es Arbeitsgruppen, welche sich mit der Pflege und Betreuung von an Demenz Erkrankten und sterbenden Menschen vertiefend befassen. Einige Häuser verfügen über Mobiliar, welches mit Utensilien für Angehörige ausgestattet ist. Darin befinden sich Informationsbroschüren über den Trauer- und Sterbeprozess, ebenso Utensilien, beispielsweise zum Befeuchten der Mundschleimhaut oder zum Salben der Haut.

Angehörigen werden Informationsabende, Austauschforen wie etwa „Angehörigencafés" angeboten, wo sie sich über pflegerische, rechtliche, medizinische, psychohygienische und ethische Themen informieren können.

Da die Würde des Menschen auch über den Tod hinaus zu wahren ist, legen viele Einrichtungen einen großen Wert auf eine würdevolle Gestaltung der Zeit nach dem Ableben. Verstorbene werden auf Wunsch im Bewohnerzimmer aufgebahrt. Es besteht die Möglichkeit, dass Angehörige an einer abschiedlichen letzten Waschung und Salbung des verstorbenen Menschen mitwirken können. Eine solche „rituelle Waschung" ist ein letzter Liebesdienst, der seitens der Hinterbliebenen als höchst bedeutsam für einen würdevollen Abschied erlebt wird. Auch beim Anlegen der letzten Kleidung werden Angehörige auf Wunsch eingebunden. Bei der jährlichen Gedenkfeier erinnern sich Angehörige, Teammitglieder und Mitbewohner/-innen gemeinsam all jener Menschen, welche in der Einrichtung gelebt und dort ihre einzigartige Wesenhaftigkeit entfaltet haben.

Herausforderungen für die Betreuenden

Während das Wirtschaftswachstum im Zentrum gesellschaftlich-politischer Bemühungen steht, verknappen die finanziellen Ressourcen in den geriatrischen Langzeitpflegeeinrichtungen wie auch in jenen spezialisierten Abteilungen, deren Kernauftrag in der interdisziplinären Betreuung und Pflege von an Demenz Erkrankten und in der Begleitung ihrer Angehörigen liegt. Ein Zuwenig an Personal und ein Zuwenig an psychohygienischen Unterstützungsangeboten für Betreuende birgt die Gefahr in sich, dass die geduldige, empathische und auf Biographie basierte Betreuung der Erkrankten einer emotional kühl-distanzierten, funktionalen Pflege zum Opfer fällt. Wenn die Pflege auch professionell geplant, kompetent durchgeführt und evaluiert wird, so sind die Betreuenden und Pflegenden unter obig genannten Umständen nicht mehr des liebevollen, bedürfnisorientierten Einlassens auf die jeweilige Person fähig. Die erkrankten Heimbewohner/-innen, welche zunehmend Zeit und Geduld benötigen, werden als „anstrengend" erlebt, vor allem dann, wenn das Verhältnis zwischen den verfügbaren Personal- und Zeitressourcen und dem Pflege- und Betreuungsbedarf der Erkrankten unausgewogen ist. Dies ist vor allem im Nachtdienst der Fall, wenn nur wenige Pflegende Dienst haben, ebenso in Zeiten von Urlaub oder bei Krankenständen innerhalb des Teams. Letztere Personalengpässe werden da und dort durch Leasingpersonal zu kompensieren versucht.

Einhergehend mit dem demographischen Wandel, verändert sich auch die Betreuungs- und Pflegebedürftigkeit jener Menschen, welche in geriatrischen Langzeitpflegeeinrichtungen leben. Übersiedelten vor wenigen Jahrzehnten noch überwiegend rüstige Seniorinnen und Senioren in ein Altenheim, so ist heute die Mehrzahl der Heimbewohner/-innen bereits beim Eintritt in ein Heim von Demenz und Multimorbidität betroffen und bedarf einer bedeutend umfassenderen Betreuung und Pflege als noch vor wenigen Jahrzehnten. Hingegen hat sich die Personalsituation in den Heimen nicht entscheidend verbessert, weswegen Pflegepersonen mit einer Verknappung von Zeitressourcen konfrontiert sind. Insbesondere nachts, wenn Bewohner/-innen aufgrund einer Demenz unruhig sind und den Drang zum Gehen verspüren oder wenn sich Menschen in der Sterbephase befinden, fehlt es an Pflegekräften, welche sich den Bewohnerinnen und Bewohnern mit ihren individuellen Bedürfnissen zuwenden können, ohne dabei unter Zeit- und Arbeitsdruck zu stehen.

Nur bedingt kann die Personalsituation durch guten Willen und hohes Engagement, durch konstruktive Zusammenarbeit im interdisziplinären Team, auch durch Weiterbildung zu Themen wie Arbeitsorganisation und Zeitmanagement kompensiert werden. Betreuende erfahren ein Spannungsfeld: Einerseits ist die prinzipielle Ausrichtung der Pflege an den individuellen Bedürfnissen der Betroffenen erstrebenswert. Andererseits sind Betreuende auch mit einer Erfüllungserwartung hinsichtlich diverser standardisierter, effizienter und zugleich qualitätssichernder Routinen konfrontiert.

Für das Verweilen bei jenen Menschen, welche verbal oder nonverbal zum Ausdruck bringen, dass sie nicht alleine gelassen werden möchten, weil sie Angst vor Schmerz oder Luftnot haben, sich einsam fühlen oder spüren, dass sie sterben werden, weil sie ungewiss sind, ob und welche Existenz sie nach dem Tode erwartet, usw., bleibt zu wenig Zeit. Dieser Umstand belastet und erschöpft das Pflegepersonal. Wenn sie aus dem Zimmer zuwendungsbedürftiger Menschen gehen müssen, weil auch andere Bewohner/-innen auf sie warten, belastet das ihr Gewissen und sie entwickeln gar Schuldgefühle. Unerträglich empfinden es Pflegende, wenn sie von ihren anvertrauten Pfleglingen einen klaren, wenn auch nonverbalen Auftrag spüren, im Sinne von „Bleib da" oder „Lass mich jetzt nicht alleine", und sie dennoch gehen müssen. Zusätzlich führt die Durchführung einer standardisierten und der Routine unterworfenen Maßnahme, von deren Sinnhaftigkeit Pflegende nicht überzeugt sind, zu einem Gefühl von Frustration.

Die Verantwortung, trotz begrenzter Ressourcen den Bewohnerinnen und Bewohnern und deren Angehörigen eine kompetente und respektvolle Pflege und Betreuung zuteilwerden zu lassen, nehmen Betreuende gewiss und so gut wie möglich wahr. Menschliche Präsenz, das empathisch verweilende Dasein, ist höchst wesentlich für das Ertragen von subjektiven Leidenszuständen. Trauer beispielsweise heilt weder durch Medikamente noch durch Beschäftigung und schon gar nicht unter Zeitdruck. An Demenz erkrankte Menschen befinden sich in einem Abschiedsprozess von ihrem Leben. Daher sind sie Trauernde und benötigen über die Zeit hinweg Trost, menschliche Wärme und … Zeit.

Logotherapeutische Sicht zu Leid und Tod

Viktor Frankl, 1905 bis 1997, ist der Begründer einer sinn- und wertorientierten Richtung in der Psychotherapie, der Logotherapie. Das griechische Wort „logos" bedeutet Sinn. Im Gegensatz zur Ansicht von Sigmund Freud, wonach der Mensch vor allem von einem Willen zur Lust getrieben ist, und ebenso anders als Alfred Adler, der das Streben nach Macht als die Kernintention des Menschen verstand, erachtete der Arzt und Psychotherapeut Frankl den Willen zum Sinn als die prioritäre und spezifische Orientierung des Menschen. Frankl selbst gab ein personales und überaus eindrückliches Zeugnis davon, dass es trotz schwerster Schicksalszuwendung möglich ist, einer solchen dennoch in lebensbejahender, sinnstiftender Weise zu begegnen. Als Gefangener mehrerer Konzentrationslager und als trauernder Hinterbliebener, seine Familie kam in Konzentrationslagern ums Leben, erschloss sich ihm die Erkenntnis, dass sich die Frage nach dem Lebenssinn gerade in jener Totalität stellt, die auch das Leiden, das Sterben und den Tod, von ihm als „tragische Trias" bezeichnet, miteinschließt. Eindrücklich schildert Frankl seine Erfahrungen in deutschen Konzentrationslagern in dem Buch „… Trotzdem Ja zum Leben sagen". Frankl ermutigt zur aktiven Auseinandersetzung und Gestaltung des je individuellen Schicksalsraumes, in dem kein Mensch durch eine andere Person vertretbar ist. Er appelliert zur Erfüllung des damit einhergehenden individuellen Auftrages an die Person, an die eine *„Forderung der Stunde"* (Frankl, 1982, S. 127) mit einem individuellen Auftragscharakter gerichtet ist.

Demnach gilt es einen Perspektivenwechsel zu vollziehen. Eine Person in leidvoller Bedrängnis ist dann nicht mehr die fragende, klagende, hadernde, die vom Leben erwartende und fordernde, sondern jene, die vom Leben selbst angefragt und dazu aufgefordert ist, nach den rechten Antworten zu suchen, *„denn"*, so Frankl (1982, S. 125–127), *„kommt es im Leben nie und nimmer darauf an, was wir vom Leben noch zu erwarten haben, vielmehr lediglich darauf, was das Leben von uns erwartet"*. Auf noch so Sinnloses vermag der

Mensch dennoch sinnvoll zu reagieren. Die Fragen, die das Leben dem Menschen stellt, kann er sich nicht aussuchen. Wohl aber die Antworten, die die Person erteilt und mit der sie Zeugnis ihrer ureigensten geistigen Haltung gibt, gleichsam „Fingerabdrücke des Ichs" (Lukas, 2004, S. 15). Dadurch ver-antwort-et die Person ihr Schicksal, das mit keinem anderen vergleichbar ist und den Charakter von Einzigartigkeit und Einmaligkeit in sich trägt. Anstatt über das Leben samt dem Schicksalhaften zu klagen und sich dadurch selbst und andere in eine Ohnmachtsstellung zu manövrieren, gilt es also, der tragischen Trias menschlicher Existenz in einer rechten Haltung zu begegnen.

Was meint Frankl nun mit „rechter Haltung" und woran kann ein Mensch erkennen, ob er diese gefunden hat? Hierzu möchte ich zunächst auf die Wertelehre Frankls eingehen. Menschen versuchen in ihrem Leben folgende Wertekategorien zu realisieren: schöpferische Werte wie produktive Arbeit, Erlebniswerte wie Kontemplation, und Einstellungswerte, welche sich durch das „tapfere Ertragen" von Leid mittels der „Trotzmacht des Geistes" verwirklichen lassen. Sobald der Mensch fähig ist Einstellungswerte in seinem Leben zu verwirklichen, behält sein Leben seinen Sinn, solange er atmet (Frankl, 1946, S. 34–35). Wenn auch das Schicksalhafte durch menschliches Vermögen nicht beeinflussbar ist, so kann eine Person dennoch frei darüber entscheiden, wie sie sich gegenüber dem Schicksal einstellt und in welcher Haltung bzw. Einstellung es sinnvoll ist, diesem gegenüberzutreten. Nichts, um das wir im Leben gerungen haben, verliert sich. Vielmehr ist all das ins „Protokoll der Welt aufgenommen" (Frankl, 2012, S. 45) und bewahrt, was unser Leben geprägt hat: jedes Schaffen, Lieben und Leiden. Indem Werte einer Verwirklichung zugeführt wurden oder eine Wertverwirklichung aufrichtig intendiert wurde, ist beides, sowohl die Verwirklichung als auch das Bemühen darum, in die Vergangenheit hineingerettet und kann nie wieder ungeschehen gemacht werden oder gar verloren gehen. Gerade im Vergangensein ist das Erlebte und Gestaltete ewig geborgen, so Frankl (2012, S. 44). Nachstehende Abbildung skizziert die menschliche Existenz und die Fähigkeit des Sich-selbst-Gegenübertretens im Geist (in Anlehnung an Frankl, 1998, S. 61).

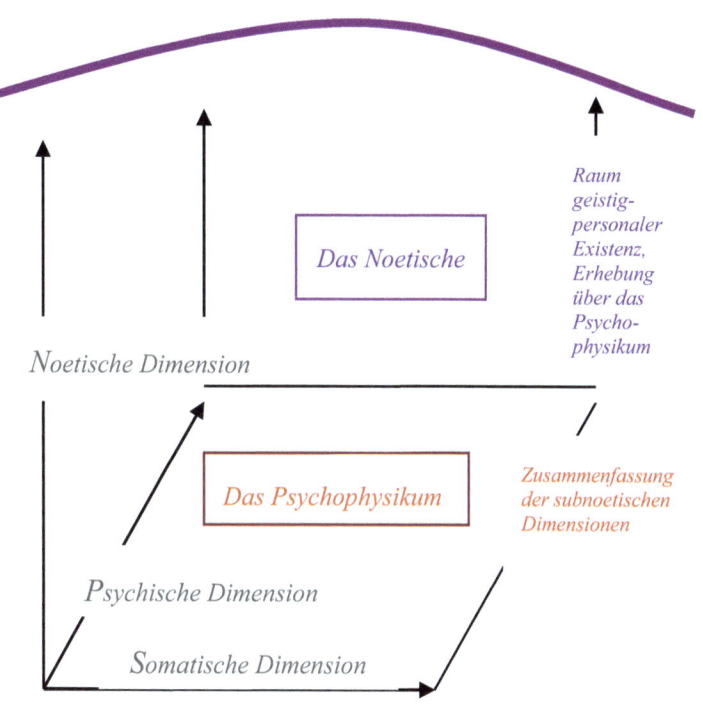

Dem Menschen eigen ist seine Geistigkeit bzw. noetische Dimension, anhand der er reflektieren kann, in welcher Weise er auf eine Lebensfrage und zugleich -herausforderung antworten möchte bzw. soll. Er ist demnach zur freien Stellungnahme und zur selbstständigen Willensentscheidung gegenüber seinen vermeintlichen körperlichen Befindlichkeiten und seelischen Gestimmtheiten, „Psychophysikum" genannt, fähig. Der physischen/somatischen Ebene werden alle biologischen Körperfunktionen, der psychischen Ebene die Gestimmtheiten, Gefühle, Instinkte, Affekte und Begierden zugeordnet. Das Psychophysikum bildet eine subnoetische Dimension, weil sie der noetischen Ebene untergeordnet ist. Alleinig der Blick auf all die körperlichen wie psychischen Reduzierungen und Verluste, welche Menschen im Laufe eines Krankheits- oder

Sterbeprozesses erfahren, würde das Menschlichste am Menschen, nämlich sein Wertgefüge, seine ihm angeborene Sehnsucht nach Sinn und somit die Fähigkeit zur geistigen Unabhängigkeit, deren er fähig ist trotz Leiderfahrung, außer Acht lassen.

Während die einen beispielsweise darüber klagen, dass es die Demenz gibt, und mit dem erfolglosen Forschen nach dem Warum wertvolle Lebenszeit vergeuden, ringen sich die anderen zu einem *„Deshalb!"* durch, etwa wenn sie antworten: *„Meine Mutter hat Demenz. Deshalb will ich jede denkbare Möglichkeit nutzen, um mit ihrgemeinsam Zeit zu verbringen."* Gar nur dann, wenn der Mensch selbst dadurch ein anderer wird, bekommt Leiden (s)einen Sinn, so der Neurologe und Psychotherapeut Frankl (2009, S. 32–24). Er behauptet, dass in keiner einzigen Lebenssituation das Leben der angefragten Person eine Sinnmöglichkeit verwehren würde. Wenn der Mensch von biologischen, psychologischen und soziologischen Umständen niemals frei und unabhängig sein kann, ist er jedoch allemal dazu frei, zu all diesen Bedingungen und Umständen irgendwie Stellung zu beziehen, sei es, dass er sich ihnen unterwirft oder dass er sie überwindet, indem er Gebrauch macht von dieser geistigen Trotzmacht (Frankl & Kreuzer, 1986, S. 67).

Je mehr die Person aufgeht in der Hinwendung an eine Aufgabe oder in der Liebe zu einem Partner/einer Partnerin, desto eher kann sie von sich selbst und ihren Problemen abrücken, zu ihrem Psychophysikum in eine fruchtbare Distanz treten und über sich selbst hinausweisen. Diese Fähigkeit nannte Frankl (2009, S. 18) Selbsttranszendenz. Er verstand diese als ein fundamental anthropologisches Phänomen.

Frau Martha trotzt den schwierigen Lebensumständen

„Die Zukunft ist (noch) nicht,
und die Vergangenheit ist auch nicht (ist nicht mehr);
was wirklich ist, ist eigentlich nur die Gegenwart"
(Frankl, 2012, S. 41).

Frau Martha war mit vielen Herausforderungen, vor allem mit schwerer Krankheit, konfrontiert. In welcher Weise sie auf schicksalhafte Fügungen antwortete, wird nachstehend beschrieben. Die 70-jährige Dame lebte bereits acht Jahre in einem Altenpflegeheim. Sie war bettlägerig und abhängig von der Unterstützung und Pflege anderer. Ihr Leben war geprägt von schwerer Krankheit. Ebenso stand die Verdachtsdiagnose einer Alzheimerdemenz im Raum. Seit Wochen laborierte sie zudem an einer Lungenentzündung, die sie insgesamt schwächte. Sie sei *„außergewöhnlich und bewundernswert"*, so die Pflegenden und *„freue sich auf ein Gespräch"*. Mich interessierte, wie Frau Martha ihre Lebenssituation empfand, ahnend, dass diese Frau Bedeutsames zu sagen hatte. Ich brachte eine Rose mit. Alleinig das Anheben des Kopfes war ihr anstrengend. Dennoch reichte sie mir lächelnd die Hand zum Gruß. Zunächst berichtete sie von der Schwere einer Muskelerkrankung und dass sie vielleicht auch eine Demenz hatte. *„Aber"*, so die Bewohnerin, *„ich lebe ja jetzt!"* Und schon lenkte sie das Gespräch in eine ganz andere Richtung und sprach von *„so viel Gutem, trotz allem"*. Sie erzählte beseelt und mit strahlenden Augen von der *„Liebe ihres Lebens"*, der sie in der Person ihres Mannes begegnen durfte, und wie sehr die Familie ihren Alltag erhellte. *„Es muss einen gütigen Schöpfer da oben geben"*, allein schon deswegen, weil sie täglich von *„so vielen lieben Menschen"* gepflegt wurde. Mich rührte ihre positive Erzählweise.

Diese Frau nutzte jede Möglichkeit, die sie frei entscheiden konnte. Sie rang sich immer wieder zu einer Haltung gegenüber ihrem Schicksal durch. Sie forschte nach Wegen, sodass sie den täglichen Herausforderungen bestmöglich begegnen konnte. Martha konzentrierte sich auf die Möglichkeiten ihres Daseins, die das Leben ihr trotz Pflegebedürftigkeit und stärker werdender Abhängigkeit von anderen, trotz zeitweiser Trauer und Verzweiflung, trotz der Bewusstheit über die nahende Endlichkeit noch immer bot. War es denn diese Vorbildhaltung, die die Pflegenden vor dieser Frau so erstaunen ließen? Selbst dem unabwendbaren Leiden könne man noch einen Sinn abringen, nämlich durch die Art und Weise, wie man es trägt, so Viktor Frankl.

Martha erzählte, wie *„schrecklich"* es anfangs für sie war, als sie bei der Nahrungsaufnahme wegen der Muskelkrämpfe das Bett verunreinigte. *„Und weil ich mich so schämte, zitterte ich noch mehr"*, erzählte sie. *„Ja, die Abhängigkeit von anderen war anfangs sehr schwer zu ertragen."* Und was half ihr, mit dieser Abhängigkeit umzugehen? *„Weil ich von meiner Familie geliebt werde und weil ich sie liebe."* Weiters erzählte sie: *„Ich bin glücklich, weil sie (die Pflegenden) so hilfsbereit sind."* Auf meine Frage, was denn ihren Tag hier im Altenheim zudem noch bereichere, antwortete sie: *„Die Liebe der Menschen."*

Dort, wo die Handlungsmöglichkeiten erschöpft sind, weil es keinen Handlungsspielraum mehr gibt, beginnt die Haltung (Lukas, 2004, S. 20). Aus ihrem persönlichen, einzigartigen Schicksalsraum konnte Martha nicht heraustreten. Weder konnte sie alleine Nahrung zu sich nehmen noch die Liegeposition in ihrem Bett verändern, auch hatte sie keine Kontrolle mehr über ihre Ausscheidungen. Hätte sie jedoch dauerhaft gegen ihr Schicksal gehadert, hätte sie dessen Sinn für ihr Leben möglicherweise übersehen. Innerhalb ihres Schicksalsraumes war Martha unvertretbar und das war ihr bewusst. *„Leben heißt letztlich Ver-ANTWORT-ung tragen für die rechte Beantwortung der Lebensfragen, für die Erfüllung der Aufgaben, die jedem Einzelnen das Leben stellt, für die Forderung der Stunde"* (Frankl, 1946, S. 125). Frau Martha gestaltete ihr Leben, obwohl ihr dieses unter anderen Vorzeichen von „Lebensqualität" anvertraut bzw. zugemutet wurde. Indem sie dennoch liebte, hoffte, tröstete und sich trösten ließ, dankte, würdigte und die Hilfe anderer Menschen vertrauensvoll entgegennahm. Wenn Pflegende auf sie gestresst wirkten, hatte sie stets ein liebes Wort für sie, um sie aufzurichten und deren Tag ein wenig zu erhellen. Kam Martha denn dem nahe, was Frankl (2005, S. 203) in der oftmals missverstandenen Aussage zu verdeutlichen versuchte, wonach das Leiden in eine *„heroische Leistung"* zu wandeln sei?

Frankl verglich den Menschen mit einem Bildhauer, der sein Leben, ein zunächst noch „ungeformter Stein", mit Meißel und Hammer so bearbeiten muss, dass der Stein immer mehr an Form gewinnt. Dadurch wird das „Material", welches das Schicksal dem Menschen liefert, verarbeitet und aus seinem Leben „herausgeschlagen", so viel er nur kann: schaffend, erlebend oder auch leidend. Stellte denn das Leben auch in dieser Lebenslage noch Aufgaben an Frau Martha, im Sinne einer weiterführenden Bearbeitung und Ausformung ihres Lebenssteines, so lange, bis sie ihr Werk vollendet hatte? Martha gestaltete aus ihrem Leben ein einzigartiges Kunstwerk, das es in dieser Form gewiss kein zweites Mal mehr geben wird. Frau Martha erstrahlte, wenn Menschen ihr sagten, wie bereichernd sie die Begegnung mit ihr erlebten. Dadurch fühlte sie sich wirksam und konnte sich als Person für bedeutsam erfahren. Die Weise, in der Menschen wie Martha trotz allem ihr Leben gestalten, wird vielleicht auch uns eines Tages helfen, gestärkt durch deren Vorbild, auf die Erfahrung von scheinbar Sinnlosem dennoch sinnvoll reagieren zu können (Lukas, 2004, S. 25). Gegen Ende unseres Gespräches blickten wir auf die Rose in der kleinen Vase. Ich sagte: *„Sie hat ein paar Blütenblätter abgeworfen."* Daraufhin Martha lächelnd: *„Ist sie nicht schön!"*

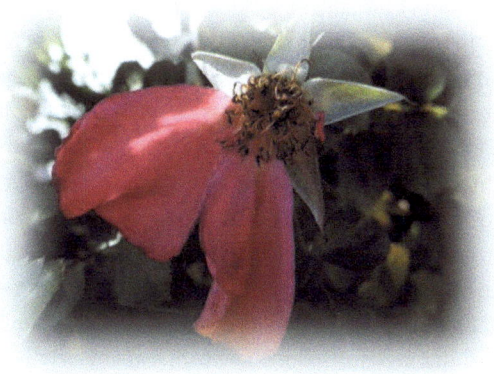

Wäre gemäß der gesellschaftlichen Orientierung die Gesundheit das höchste Gut des Menschen, dann hätten Kranke wohl schlechte Karten. Demnach sind wir alle, angesichts unserer Zerbrechlichkeit und Endlichkeit, immer wieder in unserem Dasein gefordert. Über die Lebensspanne hinweg, lassen sich menschliches Gebrechen und der Tod nicht nur distanziert betrachten. Wir kommen mit Dimensionen des Menschseins in Berührung, die jegliches Vorstellungsvermögen übersteigen und sich einer direkten und unmittelbaren Erfahrung entziehen. Die Fragmenthaftigkeit menschlicher Ich-Identität konstituiert regelrecht unser Menschsein und fordert in der Ausbildung einer Haltung heraus, welche den brüchigen Menschen in all seinem Nicht-/Nicht-mehr-Vermögen annimmt. Letzteres ist wiederum als ein unermesslich hoher Beitrag zur Liebes-, Unterstützungs- und Trauerkultur in unserer Gesellschaft zu werten. An dieser Stelle sei Fulbert Steffensky zitiert, der seine Gedanken zur Fragmenthaftigkeit menschlichen Lebens und zugleich eine hilfreiche Einstellung gegenüber Leben und Sterben darlegt:

Totalitätserwartungen an eine Liebe programmieren ihr Scheitern. Die meisten Ehen gelingen halb und das ist viel. Meistens ist man nur ein halb guter Vater, eine halb gute Lehrerin, ein halb guter Therapeut. Und das ist viel. Gegen den Totalitätsterror sei die gelungene Halbheit gelobt. Die Süße und die Schönheit des Lebens liegen nicht am Ende, im vollkommenen Gelingen und in der Ganzheit. Das Leben ist endlich, nicht nur weil wir sterben müssen. Die Endlichkeit liegt im Leben selber, im begrenzten Glück, im begrenzten Gelingen, in der begrenzten Ausgefülltheit. Hier ist uns nicht versprochen, alles zu sein. Souverän wäre es, die jetzt schon mögliche Güte des Lebens anzunehmen und zu genießen; das Halbe also nicht zu verachten, nur weil das Ganze noch nicht möglich ist. Souverän wäre es, den Durst nach dem ganzen Leben nicht zu verlieren; um es religiös auszudrücken: das Land nicht zu vergessen, in dem auch der Blinde sieht, der Stumme seinen Gesang und der Lahme seinen Tanz gefunden hat. Wenn man in dieser Weise der Endlichkeit fähig wäre, dann brauchte die eigene Bedürftigkeit, Schwäche, vielleicht sogar die

Todesnähe nicht in Chaosängste stürzen. Wenn man der Endlichkeit fähig wäre, dann würde das beschädigte Leben von anderen nicht so maßlos irritieren. Wer nur Ganzheiten erträgt, gerät in Panik, wenn er die Lebensverletzungen wahrnimmt. Gnade denken heißt, den Mut zu fragmentarischem Handeln finden (Steffensky, 2007, S. 21–23).

Die Malerin Paula Modersohn-Becker, eine der bedeutendsten Vertreterinnen des frühen Expressionismus in Deutschland, ahnte ihren frühen Tod und schöpfte gerade deswegen das Leben in seiner Fülle aus. Sie schrieb am 26. Juli 1900 in ihr Tagebuch: *„Ich weiß, ich werde nicht sehr lange leben. Aber ist das denn traurig? Ist ein Fest schöner, weil es länger ist? Und mein Leben ist ein Fest, ein kurzes, intensives Fest … Und wenn nun die Liebe mir noch blüht, vordem ich scheide, und wenn ich drei gute Bilder gemalt habe, dann will ich gern scheiden mit Blumen in den Händen und im Haar."* Tatsächlich verstarb sie 1907 im Alter von 32 Jahren, wenige Tage, nachdem sie Mutter wurde (Berger, 2007, S. 71).

Bedeutung von Spiritualität und Religiosität

Der Begriff Spiritualität leitet sich vom lateinischen Wort „spiritus" ab und bedeutet „Geist", „Hauch". Die Wortbedeutung ist vielseitig und lässt unterschiedliche Deutungen zu. Menschen fühlen sich in ihrem persönlichen Erleben dann spirituell bereichert, wenn sie sich im Kern ihres Menschseins zutiefst verstanden und behütet fühlen, im Sinne eines „Ich bin beseelt" und „So wie es kommt, wird es gut sein". Spiritualität ist eine dem Menschen innewohnende geistige Kraft, welche insbesondere in sensiblen Lebensübergängen und -phasen bedeutsam wird. Im Lebensvollzug und in der Erfüllung diverser Pflichten wird die Bedeutung dieser menschlichen Dimension oftmals unterschätzt. Erst wenn Verzweiflung, Trauer und Ungewissheit spürbar sind, das menschlich Mach- und Verstehbare ausgeschöpft ist oder ein persönliches Ringen um Sinngebung und Transzendenz den Menschen bis an die Grenzen dehnt, eröffnet sich die Quelle des Spirituellen, die das Leben mit Vertrauen, Hoffnung und Trost zu speisen vermag: still, unaufdringlich und geduldig wartend, bis ihre Zeit gekommen ist. Spiritualität ist eine innere Einstellung, dank der ein Mensch dem Leben in einer jeden Stunde, vom Geborenwerden bis zum Sterben, versucht, in einer rechten Haltung zu begegnen. In der säkularen Welt gibt es eine Spiritualität fern einer Religionszugehörigkeit. Doch berichten ebenso religiös gebundene Menschen von tiefen spirituellen Erfahrungen, welche den Glauben erst lebendig machen.

Religion versteht sich als ein Sinnsystem, das von einer Gemeinschaft vermittelt und getragen wird. Bestimmte Rituale, Symbole und Werthaltungen ermöglichen den Gläubigen, sich mit einem höchsten Prinzip, welches das Grundlegende und Letztgültige von Leben und Welt umfasst, zu verbinden (Weiher, 2011, S. 30–32).

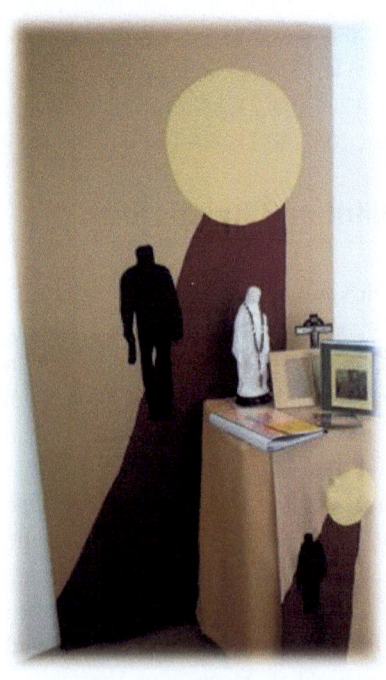

An Demenz erkrankte Menschen haben spirituelle und religiöse Bedürfnisse, unabhängig davon, in welchem Krankheitsstadium sie sich befinden. Im Zuge eines Projektes, welches ich in einem oberösterreichischen Altenheim zum Thema „Hospizliche und palliative Sorge um und mit alten Menschen" durchgeführt habe, gestalteten die Projektteilnehmer/-innen eine spirituelle Nische für die an Demenz erkrankten Heimbewohner/-innen. Sie nähten einen Wandteppich. Auf diesem ist eine Person zu sehen, welche auf dem Weg zu einer goldenen Lichtquelle ist, die an eine Sonne erinnerte. Insbesondere zeitverwirrte, getriebene und unruhig umhergehende Bewohner/-innen konnten vor diesem spirituellen Motiv verweilen, um danach etwas beruhigter wegzugehen. Ich erinnere mich an eine

Frau, die kaum noch sprechen konnte. Ihre Augen waren meistens geschlossen. Vor dem Wandteppich sitzend, lächelte sie. Tränen liefen über ihre Wangen. Ihr ganz zugewandt und sie anblickend, konnte auch ich ihr Berührt- und Getragensein fühlen, trotzdem, dass ihre Lebenszeit sehr begrenzt war.

Das Leben der Vergangenheit beinhaltet religiöse Riten, welche Sicherheit, Vertrautheit und Wohlbefinden schaffen. Sigrid ist auf einer Demenzstation tätig. Beim kreativen Schaffen oder beim Wandern in der Natur kommt Sigrid mit ihrer Spiritualität in Berührung. Beim Rundgang im Nachtdienst fragte sie eine hochbetagte an Demenz erkrankte Frau: *„Darf ich Ihnen ein Kreuzerl auf die Stirn machen?"* Erstaunt und dankbar nahm sie an. *„Mah, das hat bei mir schon lange niemand mehr gemacht."* Es genügen die ersten Worte eines Gebetes, *„Jesukindlein, bleib bei mir ..."*, und die alten Menschen beten weiter: *„Mach ein frommes Kind aus mir. Mein Herz ist klein, darf niemand hinein, als du, mein liebes Jesulein"*. Die Gebete von damals beruhigen die alten Menschen, weil sie ihnen vertraut sind und weil sie an das Leben in der Familie und an die Heimat erinnern. Auch Lobpreislieder gehören zur religiösen und spirituellen Prägungsgeschichte alter Menschen. *„Großer Gott, wir loben dich. Herr, wir preisen deine Stärke. Vor dir neigt die Erde sich und bewundert deine Werke. Wie du warst vor aller Zeit, so bleibst du in Ewigkeit."*

Demenzforschung

In diesem Kapitel werden interessante Studien aus der Demenzforschung vorgestellt. Diese hatten beispielsweise die Erforschung von Risikofaktoren für Demenz (DIAN, 2018), den Zusammenhang von Geschlecht, Sozial- und Bildungsstatus zum Zeitpunkt des Todes (Brayne et al., 2006), das Ausmaß des leidvollen Erlebens von an Demenz erkrankten Menschen (Aminoff & Adunsky, 2004), jene im Zuge von Morbus Alzheimer entwickelten Symptome bei Ordensfrauen und entsprechende pathophysiologische Veränderungen in deren Gehirnen (Snowden, 2000) zum Inhalt. Weiters wurde der Zusammenhang zwischen der Größe des Lebensraumes und des Alzheimerrisikos (Bryan et al., 2011), der Einfluss der Demenz auf die Sterblichkeitsrate sowie jener Faktoren, welche den Verlauf einer Demenz beeinflussen (Gühne et al., 2006), erforscht. Die Studie von Post (1995) befasst sich mit der Einschätzung der Wertigkeit eines Lebens mit Alzheimerdemenz aus Sicht von Erkrankten und Angehörigen.

Risikofaktoren für Demenz

Im Journal The Lancet wurde 2017 von einem Forscherteam unter der Leitung von Gill Livingston vom University College London die Metastudie „Dementia prevention, intervention, and care" publiziert, deren Fokus auf der Erforschung jener Maßnahmen lag, welche einer Demenzerkrankung vorbeugen könnten (Livingston et al., 2017). Dabei wurden neun Risikofaktoren für Demenz identifiziert und bewertet. Wenn diese konsequent und von Kindheit an vermieden würden, ließe sich die Zahl der Erkrankungen erheblich reduzieren. Dazu zählen beispielsweise Depression, Diabetes, Bluthochdruck und Fettleibigkeit, Rauchen sowie mangelnde Bewegung. Insbesondere wurde die Bedeutung einer qualitätsvollen schulischen Bildung unterstrichen, da diese die kognitiven Fähigkeiten und die Belastbarkeit des Gehirns erhöht. Nur der Verlust des Gehörs habe noch negativere Auswirkungen als eine unzureichende Schulausbildung. Die Forscher/-innen gehen davon aus, dass beinah jeder zehnte Erkrankungsfall, dies entspricht etwa 8 %, durch weltweite Optimierung von Bildungsmaßnahmen vermieden werden könnte. Da keine Studie alle potenziellen Risikofaktoren für eine Erkrankung zu erfassen vermag, sind auch diese Zahlen mit Vorbehalt zu interpretieren, so die Forschergruppe. Unberücksichtigt blieben bei dieser Studie beispielsweise die Faktoren Alkoholkonsum und Schlafmangel.

Wirkung von Bewegung, mentalem Training, Medikation, Vitaminen und Nahrungsergänzungsmitteln auf die Gedächtnisleistung

Eine im Jahre 2018 erschienene Metastudie (Larson, 2018) kommt zu einem ernüchternden Ergebnis, wonach es keine Maßnahme gibt, die erwiesenermaßen Demenz vorbeugen kann. Analysiert wurden zahlreiche auf Prävention hin angelegte Studien, wo die Parameter Bewegung, mentales Training, Medikation, Einnahme von Vitaminen und Nahrungsergänzungsmitteln untersucht wurden. Nur die Kombination mehrerer Maßnahmen hatte in einem Fall zu einer geringfügigen Steigerung der Gedächtnisleistung geführt. Obwohl jene im Jahre 2010 lebenden Kinder in hoch entwickelten Ländern eine Lebenserwartung von 100 Jahren haben könnten, finden bereits Jahrzehnte vor Ausbruch der Demenzerkrankung in deren Gehirnen pathologische Veränderungen statt. Die Erfolge der seit Mitte der 80er Jahre forcierten wissenschaftlichen Aufmerksamkeit hinsichtlich der Prävention und Behandlung von Morbus Alzheimer erweisen sich bislang nicht als bahnbrechend. Könnte man den Krankheitsausbruch auch nur verzögern, hätte dies eine immens positive Auswirkung, nicht nur auf das Leben der Betroffenen, sondern auch auf die Lebensqualität der Gesamtbevölkerung, so Larson.

Zusammenhang zwischen der Größe des Lebensraumes und dem Alzheimerrisiko

Das Ziel der Studie von Bryan et al. (2011) lag in der Überprüfung der Hypothese, ob ein eingeschränkter Lebensraum sowie ein verringertes Bewegungsausmaß im Alltag mit einem erhöhten Risiko an Alzheimerdemenz, mit einer leichten kognitiven Beeinträchtigung bzw. mit einer schnelleren Abnahme der geistigen Leistungsfähigkeit im höheren Lebensalter einhergeht. Hierzu wurden zwei prospektive Kohortenstudien durchgeführt. Teilgenommen haben 1.294 ältere Menschen, welche in Wohngemeinschaften lebten und bei denen keine klinisch diagnostizierte Demenz vorlag. Es handelte sich dabei um Wohnformen für alte Menschen, deren Basisausrichtung auf ein gemeinschaftliches Sein hin angelegt war. Jährlich wurden detaillierte klinische Evaluierungen hinsichtlich möglicher Anzeichen einer Alzheimerdemenz bzw. einer mäßig kognitiven Beeinträchtigung durchgeführt. Nach 4,4 Jahren hatten bereits 180 Untersuchungspersonen eine Alzheimerdemenz entwickelt. In einem proportionalen Risikomodell, welches Faktoren wie Alter, Geschlecht, Ethnie und Bildungsstand erfasste, wurde zudem festgestellt, dass ein eingeschränkter Lebensraum mit einem erhöhten Risiko, an Alzheimerdemenz zu erkranken, einherging. Probandinnen und Probanden mit einem kleinen Lebensraum, der sich zumeist nur auf ihren Wohnort beschränkte, hatten ein fast doppelt so hohes Risiko an Morbus Alzheimer zu erkranken als jene Personen, die einen großen Lebensraum zur Verfügung hatten und beispielsweise in einer ländlichen Region lebten. Dieses Ergebnis bestätigte sich auch unter Berücksichtigung zusätzlicher Faktoren, wie etwa körperlicher Behinderung, Depression, Größe des sozialen Netzwerks, Angiopathie und anderer Gefäßkrankheiten. Die Autorinnen und Autoren der Studie folgerten, dass ein eingeschränkter Lebensraum bei älteren Menschen mit einem erhöhten Risiko, an Alzheimerdemenz zu erkranken, mit einer geringen kognitiven Beeinträchtigung und mit einer Abnahme der geistigen Leistungsfähigkeit einhergeht.

Auswirkung von Gedächtnistraining bei Londoner Taxifahrerinnen und -fahrern

Londoner Taxifahrer/-innen absolvieren vor Erwerb ihrer Berufslizenz eine drei- bis vierjährige Ausbildung, im Zuge derer sie 25.000 Straßennamen und 20.000 Adressen im Umkreis von 6 Meilen sowie 320 Fahrtrouten im Detail auswendig lernen müssen. Die Gruppe um Eleanor Maguire (Maguire et al., 2000; Maguire et al., 2006; Maguire & Woollett, 2011) vom University College London untersucht seit Jahren, welche Auswirkungen dieses intensive Lernen auf Größe und Funktion des Gehirns hat. In früheren Untersuchungen konnte sie zeigen, dass der hintere Hippocampus von Taxifahrern größer ist als bei anderen Menschen. Das Team untersuchte 79 Bewerber um eine Londoner Taxilizenz zweimal kernspintomographisch. Das erste Mal wurden diese vor dem intensiven Lernen, das zweite Mal nach der Prüfung, die allerdings nur 39 Bewerber bestanden, untersucht. Nur bei jenen, welche die Prüfung erfolgreich absolvierten, konnten eine Vergrößerung der Hippocampusregion und eine Neubildung von Nervenzellen festgestellt werden. Nicht jedoch bei Kandidatinnen und Kandidaten, die die Prüfung nicht bestanden hatten, auch nicht bei den 31 Kontrollpersonen. Das Ergebnis dieser Studie zeigt, dass das menschliche Gehirn auch im Erwachsenenalter durch lebenslanges Lernen flexibel und positiv beeinflussbar bleibt.

Wirkung von 3-D-Videospielen gegen Demenz

Spezielle 3-D-Videospiele, welche das räumliche Vorstellungsvermögen trainieren, führen zu einer Vermehrung der Grauen Substanz im Gehirn. Dies erkundete die Forschergruppe um Greg West von der Universität Montreal (West et al., 2017). Untersucht wurden 33 Menschen zwischen 55 und 75 Jahren. Diese wurden in drei Gruppen unterteilt, wobei die erste Gruppe über sechs Monate hinweg und jeweils eine halbe Stunde an fünf Tagen der Woche „Super Mario 64" spielte. Hierbei handelt es sich um eine Figur in einer 3-D-Welt. Diese muss möglichst viele Sterne sammeln, um eine Prinzessin zu finden. Die Teilnehmer/-innen dieser ersten Gruppe hatten noch nie zuvor 3-D-Computerspiele gespielt. Die zweite Gruppe begann am Computer über ein halbes Jahr hinweg regelmäßig das Klavierspiel zu üben, ebenfalls ohne entsprechende Vorerfahrung. Die dritte Gruppe bekam keine Aufgaben.

Zu Untersuchungsbeginn wurde bei allen Studienteilnehmerinnen und -teilnehmern die Masse an Grauer Hirnsubstanz in der Hippocampusregion des Gehirns erhoben. Der Hippocampus ist eine Gehirnregion, in der neue Eindrücke als Erinnerung gespeichert werden. Räumliche Informationen werden in einer Weise zusammengefügt, sodass sich eine Art innere Karte abbildet. Ebenso wurde zu Studienbeginn ein Gedächtnistest durchgeführt. Die Graue Hirnsubstanz besteht vor allem aus Nervenzellkörpern. Ihre Abnahme zeugt von einer Demenz. Weiße Substanz hingegen besteht vor allem aus Leitungsbahnen.

Nur bei jenen Teilnehmerinnen und Teilnehmern, die „Super Mario 64" spielten, vermehrte sich die Graue Substanz im Hippocampus und das Kurzzeitgedächtnis verbesserte sich innerhalb des Untersuchungszeitraumes von sechs Monaten.

Bei der Vergleichsgruppe, die nichts Neues erlernte, nahm die Menge der Grauen Substanz in allen getesteten Gehirnarealen ab. Bei den „Super Mario 64"-Spielerinnen und -spielern verbesserten sich demnach zudem Strukturen in einer Hirnregion, die für Bewegungen und Gleichgewicht zuständig ist. Diesen Bereich hatten offenbar auch die Klavierspieler trainiert. Allein bei den Klavierspielerinnen und Klavierspielern traten außerdem Verbesserungen in einem Bereich auf, der für Planungen und Entscheidungen wichtig ist. Für sinnvoll erachten die kanadischen Forscher/-innen allerdings die Entwicklung spezieller 3-D-Computerspiele für alte Menschen. Die Spiele sollten für ungeübte Personen nicht allzu schwierig sein. Zudem könnten Menschen dieser Altersgruppe auch eine negative Einstellung gegenüber Computerspielen aufweisen.

Alzheimersymptome bei Ordensfrauen und pathophysiologische Veränderungen in deren Gehirnen

Mittels einer Längsschnitt- und zugleich Kohortenstudie wurden im Zeitraum von 1986 bis 2001 mit 678 katholischen und in der Kongregation der „Armen Schulschwestern von Unserer Lieben Frau" lebenden Ordensfrauen in Minnesota im Alter zwischen 76 und 107 Jahren vom Professor für Neurologie namens David Snowden biographische Interviews geführt, dreimal täglich mentale Tests durchgeführt und nach deren Tod die Gehirne anhand von Gewebeproben untersucht. Die Annahme, dass ein Zusammenhang zwischen eiweißhaltigen Ablagerungen im Gehirn, den sogenannten „Plaques" und Morbus Alzheimer bestehen könnte, wurde bestätigt. Es gab jedoch auch Nonnen, bei denen man nach ihrem Tod in ihren Gehirnen diese Ablagerungen zwar fand, die jedoch zu Lebzeiten keine Symptome von Morbus Alzheimer entwickelten. Entgegen der Plaques-Theorie, diese konnte nur in etwa 10 % der Fälle bestätigt werden, waren die Nonnen bis zu ihrem Lebensende körperlich und geistig unbeeinträchtigt gewesen. Ihre Gehirne hingegen waren mit eiweißhaltigen Ablagerungen übersät. Ein Leben in Arbeit, Gebet und Enthaltsamkeit kann demnach laut Snowden (2000) vor Gedächtnisverlust schützen.

Ausmaß des leidvollen Erlebens bei Demenz

Viele an Demenz erkrankte Patientinnen und Patienten erfahren durch die Krankheit umfassende körperliche, spirituelle und psychische Schmerzen. Aminoff und Adunsky (2004, S. 243–247) untersuchten 71 an Demenz erkrankte Menschen, deren Erkrankung weit fortgeschritten war, im Zeitraum zwischen der Aufnahme auf eine geriatrische Abteilung bis zum Tag ihres Ablebens. Die durchschnittliche Verweildauer auf der Abteilung lag bei 38 ± 5,1 Tagen. Mittels „Mini Suffering State Examination scale" (MSSE) wurde das Ausmaß des leidvollen Erlebens der Betroffenen untersucht: 63,4 % der Patientinnen und Patienten starben unter hohen, 29,6 % unter mäßig leidvollen Voraussetzungen und nur 7 % der Erkrankten wiesen ein geringes Leidensausmaß auf. Die Erkrankten wirkten insbesondere ruhelos und angespannt. Trotz schulmedizinischer Therapie und pflegerischer Versorgung war bei einem großen Teil der sterbenskranken Demenzpatientinnen und - patienten ein Anstieg der Leiderfahrungen beim nahenden Ableben zu verzeichnen. Die Autorinnen und Autoren resümierten, dass dieses Ergebnis als ein Hinweis auf eine unzureichend palliativmedizinische Betreuung zu verstehen sei und dass für diese Patient(inn)engruppe spezielle Therapieleitlinien erstellt werden müssten.

Wertigkeit eines Lebens mit Alzheimerdemenz aus Sicht von Erkrankten und Angehörigen

Forschungen von Post (1995) und von Herthogh et al. (2007) hatten ergeben, dass gesunde Erwachsene ein Leben mit Demenz häufig für nicht lebenswert befinden würden. Demgegenüber erachten nur wenige an Demenz erkrankte Menschen, ebenso Patientinnen und Patienten mit anderen schwerwiegenden neurodegenerativen Erkrankungen ihr Leben für hoffnungslos. Zudem planen nur wenige Menschen, 20 % versus 80 %, ihre Zukunft für den Krankheitsfall genau voraus (Haydar et al., 2004). Auch beteiligt sich nur ein geringer Prozentsatz von an Demenz erkrankten Menschen aktiv an ihrer eigenen Lebensplanung. Aufgrund dessen geraten Angehörige in eine stellvertretende Entscheidungsposition, wobei Zuschreibungen, die Demenzerkrankung und die damit einhergehenden kognitiven und körperlichen Beeinträchtigungen betreffend, deren Entscheidungen beeinflussen bzw. erheblich erschweren (Forbes et al., 2000).

Einflussfaktoren auf den Verlauf einer Demenz

Diese Studie erforschte Einflussfaktoren auf den Verlauf einer Demenz und ebenso beeinflussende Faktoren für einen frühen Todeszeitpunkt von an Demenz erkrankten Personen. Eine repräsentative Gruppe von 1.692 Personen ab 75 Jahren wurde in einer vierphasigen Studie untersucht. In der dritten Studienphase waren 51 % der an Demenz leidenden Menschen und 19 % der

Teilnehmer/-innen, welche nicht an einer Demenz erkrankt waren, verstorben. Die durchschnittliche Überlebenszeit lag bei 3,1 Jahren für die an Demenz erkrankten Personen und bei 4 Jahren für jene Personen, die nicht an einer Demenz erkrankt waren. Jene Erkrankten, die gestorben waren, hatten eine schwere Form der Demenz (Gühne et al., 2006).

Zusammenhänge von Geschlecht, Sozial- und Bildungsstatus zum Zeitpunkt des Todes von an Alzheimerdemenz Erkrankten

An einer in Großbritannien über zehn Jahre andauernden Längsschnitt- und zugleich Kohortenstudie der „Medical Research Council Cognitive Function and Ageing Study Investigators" (MRC CFAS) nahmen sechs britische Forschungszentren teil (Brayne et al., 2006). Die Städte waren durch Liverpool, Newcastle, Nottingham und Oxford vertreten, die ländlichen Gegenden waren durch Cambridgeshire und Gwynedd in North Wales repräsentiert.

Die Ergebnisse dieser Studie lauteten wie folgt: Festzustellen war ein Anstieg an Demenzdiagnosen mit zunehmendem Alter der Betroffenen zum Zeitpunkt des Todes. Probandinnen und Probanden, die im Alter zwischen 65 und 69 Jahren verstarben, hatten ein 6 %iges Risiko, zum Todeszeitpunkt an einer Demenz zu leiden. Bei der Gruppe der über 95-Jährigen lag das Risiko bei 58 %. Nahezu alle zum Todeszeitpunkt an Demenz erkrankten Menschen litten an einem schweren Erkrankungsgrad. Bei Betrachtung aller Altersstufen lag der Prozentsatz jener Menschen, welche an einem schweren Grad der Demenz litten, 10 % höher als bei jenen, welche an einer mittelmäßig schweren Demenz litten. Bei den 95-jährigen Probandinnen und Probanden lag dieser Prozentsatz allerdings bei nahezu 80 %. Das generelle Erkrankungsrisiko für Demenz lag bei Frauen bei durchschnittlich 38 % nahezu doppelt so hoch wie jenes der Männer. Die Autorinnen und Autoren der Studie verweisen in der Interpretation dieses Ergebnisses auf die höhere Lebenserwartung der weiblichen Bevölkerung und dass sich daraus kein direkter Zusammenhang mit dem Studienergebnis ableiten lässt.

Weniger häufig war das Auftreten einer Demenzerkrankung vor dem Tod in der Nicht-Arbeiterklasse zu verzeichnen als in der Arbeiterklasse und das in allen Altersgruppen.

Weiters wurde festgestellt, dass Menschen mit einem höheren Bildungsniveau zum Todeszeitpunkt seltener von einer Demenzerkrankung betroffen waren. Insbesondere Frauen mit niedrigem Bildungsniveau und mit niedrigem sozialem Status wären am meisten gefährdet, dass dem Zeitpunkt des Ablebens eine Demenz vorausgeht. Es gab keinen Hinweis auf einen zusätzlichen Zusammenhang zwischen dem Geschlecht der Erkrankten, dem Sozialstatus und den Jahren an Schulbildung. Ebenso konnte keinerlei Zusammenhang zwischen den Forschungsergebnissen und den Geburtenjahrgängen der Probandinnen und Probanden festgestellt werden.

Die Prävalenz von Demenz, einhergehend mit einer schweren kognitiven Beeinträchtigung, korrelierte mit dem Lebensalter. Beispielsweise lag das Risiko, an einer Demenz zu leiden oder kognitiv schwer beeinträchtigt zu sein, bei einem 90-jährigen Menschen bei etwa 60 %. Weder ein hoher Bildungsgrad noch ein hoher sozialer Status bedeuteten einen Schutz vor Demenz bzw. vor einer schweren kognitiven Beeinträchtigung. Dass eine geringe kognitive Beeinträchtigung nicht mit einem erhöhten Mortalitätsrisiko einhergehen muss, dies stellten auch Stump et al. (2001) fest.

Wertvolle Links

Alzheimer's Association International Conference (2018). A Global Forum to Advance Dementia Science. Verfügbar unter URL https://www.alz.org/aaic/

Alzheimer Austria Unterstützung für Angehörige und Betroffene. Verfügbar unter URL http://www.alzheimer-selbsthilfe.at/

Abklärung und Diagnose. Verfügbar unter URL http://www.alzheimer-selbsthilfe.at/was-ist-demenz/pravention-abklarung-diagnose/

Hilfe bei motorischer Unruhe. Verfügbar unter URL http://www.wegweiser-demenz.de/informationen/akutsituationen/weglaufen-hinlaufen-verirren.html

Selbsthilfegruppe Alzheimer Austria/Unterstützung für Angehörige und Betroffene. Verfügbar unter URL http://www.alzheimer-selbsthilfe.at/

Bundeskanzleramt Österreich/Bundesministerium für Arbeit, Soziales, Gesundheit und Konsumentenschutz. Kostenloser Bestellservice, z. B. zum Thema „Demenz – Frauen und Männer mit Demenz". Verfügbar unter URL https://www.bmgf.gv.at/home/Service/Broschueren/

Bundeskanzleramt Rechtsinformationssystem RIS. Anspruchsvoraussetzungen für den Bezug von Pflegegeld. Verfügbar unter URL https://www.ris.bka.gv.at/NormDokument.wxe?Abfrage=Bundesnormen&Gesetzesnummer=10008859&Paragraf=4

Bundesministerium für Familie, Senioren, Frauen und Jugend in Deutschland. Angehörige und Interessierte erhalten einen Überblick über die wichtigsten Informationen. Diese Plattform informiert beispielsweise über wissenswerte rechtliche Aspekte wie auch über den Stand der wissenschaftlichen Forschung zum Themenfeld Demenz, gibt Empfehlungen zur Alltagsgestaltung, Lebens- und Ernährungsweise. Unter der Rubrik „Wegweiser Demenz" ist ein E-Learning-Kurs für Personen, die einen an Demenz erkrankten Menschen betreuen und am Anfang der Pflege stehen, abrufbar. Verfügbar unter URL http://www.wegweiser-demenz.de/startseite.html

Bundesministerium für Familie, Senioren, Frauen und Jugend in Deutschland. Allianz für Menschen mit Demenz. Verfügbar unter URL https://www.allianz-fuer-demenz.de/startseite.html

Bundesministerium für Gesundheit und Frauen, Bundesministerium für Arbeit, Soziales und Konsumentenschutz (2016). Gut leben mit Demenz – Ein Wegweiser. Verfügbar unter URL https://www.bmgf.gv.at/cms/home/attachments/9/9/1/CH1513/CMS1478687320585/demenz_folder.pdf

Demenz aktuell. Hier können z. B. kostenlos drei Demenztests angefordert werden. Verfügbar unter URL https://www.demenz-aktuell.de/ratgeber-demenz

Deutsches Zentrum für Neurodegenerative Erkrankungen (DZNE) in der Helmholtz-Gemeinschaft. Verfügbar unter URL http://www.dzne.de/home.html und https://www.dzne.de/forschung/forschungsbereiche/populationsforschung/forschungsgruppen/breteler/forschungsschwerpunkte/

Gesundheit Österreich GmbH (2016). Nicht-medikamentöse Prävention und Therapie bei leichter und mittelschwerer Alzheimer-Demenz und gemischter Demenz. Wissenschaftlicher Ergebnisbericht. Verfügbar unter URL https://www.bmgf.gv.at/cms/home/attachments/8/7/6/CH1513/CMS1436 866495083/nicht_medikamentoese_therapie_und_praevention_demenz.pdf

Gesundheit Österreich GmbH (2017). Gut leben mit Demenz. Eine Strategie im Auftrag des Sozialministeriums und des Bundesministeriums für Gesundheit. Demenzkompetenz im Spital – eine Orientierungshilfe. Verfügbar unter URL https://www.bmgf.gv.at/cms/home/attachments/9/9/1/CH1513/CMS1478 687320585/demenzkompetenz_kh_orientierungshilfe.pdf

HELP.gv.at. Dies ist eine behördenübergreifende Plattform im Internet, welche über Amtswege in Österreich informiert und teilweise deren elektronische Erledigung zulässt. Verfügbar unter URL: https://www.help.gv.at/Portal.Node/hlpd/public/content/lebenssituationen.html

Klinikum der Universität München/DIAN München (Dominantly Inherited Alzheimer Network) (2018). Forschung über die familiäre/erbliche Form von Alzheimer. Verfügbar unter URL http://www.klinikum.uni-muenchen.de/Klinik-und-Poliklinik-fuer-Neurologie/de/Klinik/Neurologische_Poliklinik/Kognitive_Neurologie/Forschung/dian/index.html

Kompetenznetz Demenzen e. V./c/o Zentralinstitut für Seelische Gesundheit/J 5, 68159 Mannheim. Ein Forschungsverbund gegründet von mehrheitlich psychiatrischen Universitätskliniken. Verfügbar unter URL http://www.kompetenznetz-demenzen.de/ueber-das-netz/

Munich Memory Alliance/Verbund universitärer Gedächtnisambulanzen in München. Informationsblatt – die Bedeutung klinischer Studien für Patienten und Angehörige. Verfügbar unter URL http://www.memoryalliance.de/images/1402_infoblatt_studien_mma_.pdf

Österreichische Alzheimergesellschaft (2018). Verfügbar unter URL http://www.alzheimer-gesellschaft.at/

Pflege.de. Mini-Mental-Status-Test bei Demenz/Alzheimer (MMST). Möglichkeit zum Download des MMST-Tests. Verfügbar unter URL https://www.pflege.de/leben-im-alter/krankheiten/demenz/test/mmst/

SCIENCE orf.at (2015). Zusammenhang zwischen Diabetes und Alzheimer. Verfügbar unter URL http://sciencev2.orf.at/stories/1763073/index.html

Literatur

Allen, W. E., DeNardo, L. A., Chen, M. Zl, Lio, C. D., Loh, K. M., Fenno L. E., Ramakrishnan, C., Deisseroth, K. & Luo, L. (2017). Thirst-associated preoptic neurons encode an aversive motivational drive. Science, 357(6356), 1149-1155.

Aminoff, B. Z. & Adunsky, A. (2004). Dying dementia patients: too much suffering, too little palliation. American Journal of Alzheimers Disease, 19, S. 243–247.

Anttila, T., Helkala, E. L., Viitanen, M., Kareholt, I., Fratiglioni, L., Winblad, B., Soininen, H., Tuomilehto, J., Nissinen, A. & Kivipelto, M. (2004). Alcohol drinking in middle age and subsequent risk of mild cognitive impairment and dementia in old age: a prospective population based study. Bmj, 329 (7465), 539.

Bachelard, G. (1987). Poetik des Raumes. Frankfurt: Fischer.

Basler, H. D., Hügner, D., Kunz, R., Luckmann, J., Lukas, A., Nikolaus, T. & Schuler, M. S. (2006): Beurteilung von Schmerz bei Demenz (BESD). Untersuchung zur Validität eines Verfahrens zur Beobachtung des Schmerzverhaltens. Deutsche Gesellschaft zum Studium des Schmerzes: Springer.

Berger, R. (2007). Paula Modersohn-Becker. Paris – Leben wie im Rausch. Bergisch Gladbach: Lübbe.

Bergmann, W. (2011). Sterben lernen. München: Kösel.

Berlit, B. (2007). Basiswissen Neurologie. Heidelberg: Springer.

Bienstein, C. & Fröhlich, A. (2012). Basale Stimulation in der Pflege. Die Grundlagen. Bern: Hans Huber.

Black, S. E., Patterson, C. & Feightner, J. (2001). Preventing dementia. Can J Neurological Sciences, 2001(28), Suppl 1, 56–66.

BMASGK (2009). Bundesministerium für Arbeit, Soziales und Konsumentenschutz. Hochaltrigkeit in Österreich. Eine Bestandsaufnahme. Wien: Verfügbar unter URL http://www.sozialministerium.at/cms/site/attachments/8/5/7/CH2233/CM S1218112881779/hochaltrigen_kleine_datei.pdf [25-03-2018].

BMGF (2017). Internationale statistische Klassifikation der Krankheiten und verwandter Gesundheitsprobleme 10 Revision – BMGF-Version 2017. Systematisches Verzeichnis. Wien. Verfügbar unter URL https://www.sozialministerium.at/site/ [24-04-2019].

BMASGK (2015). Bundesministerium für Gesundheit und Sozialministerium. Österreichischer Demenzbericht 2014. Wien. Verfügbar unter URL https://broschuerenservice.sozialministerium.at/Home/Download?publica tionId=277 [25-03-2019].

BMI (2002). Bundesministerium für Familie, Senioren, Frauen und Jugend. Bd. 207.1. Qualitätsbeurteilung der institutionellen Versorgung und

Betreuung dementiell Erkrankter (Literatur-Expertise). Berlin: Kohlhammer.

BMI Justiz (2018). Bundesministerium für Justiz. *Das neue Erwachsenenschutzgesetz.* Wien. Verfügbar unter URL https://www.justiz.gv.at/web2013/file/2c94848b5c82711e015cc49e04cf0 82f.de.0/justiz_erwschg_download.pdf [01-07-2019].

Bohlmann-Modersohn, M. (2007). Paula Modersohn-Becker. Eine Biographie mit Briefen. München: btb.

Bolwby, J. (1973). Attachment and loss: Separation anxiety and anger. Volume II. New York: Tavistock Institute of Human Relations. Verfügbar unter URL http://www.abebe.org.br/wp-content/uploads/John-Bowlby-Separation-Anxiety-And-Anger-Attachment-and-Loss-Vol-2-1976.pdf [23-04-2019].

Bolwby, J. (1999). Historische Wurzeln, theoretische Konzepte und klinische Relevanz. In G. Spangler, P. Zimmermann (Hrsg.), Die Bindungstheorie: Grundlagen, Forschung und Anwendung (S. 17–26). Stuttgart: Klett-Cotta.

Bonanno, G. A. (2012). Die andere Seite der Trauer. Verlustschmerz und Trauma aus eigener Kraft überwinden. Bielefeld: Edition Sirius.

Borasio, J. D. (2011). Über das Sterben. Was wir wissen – Was wir tun können – Wie wir uns darauf einstellen. München: C. H. Beck.

Borasio, J. D. (2015). Selbstbestimmung und Fürsorge am Lebensende – Die Sicht eines Palliativmediziners. die hospiz zeitschrift, 5, 21–25.

Brayne, C., Gao, L., Dewey, M. & Matthews, E. (2006). Medical Research Council Cognitive Function and Ageing Study Investigators (MRC-CFAS). Dementia before death in ageing societies – the promise of prevention and the reality. PLOS Medicine, 3/10, S. 397.

Bryan, D. J., Boyle, A., Buchman, A. S., Barnes, L. L. & Bennett, D. A. (2011). Life Space and Risk of Alzheimer Disease, Mild Cognitive Impairment, and Cognitive Decline in Old Age. Verfügbar unter URL http://www.ncbi.nlm.nih.gov/pmc/articles/PMC3123692 [14-02-2016].

Breteler, M. M. B., Claus, J. J., van Duijn, C. M., Launer, L. J. & Hofman, A. (1992). Epidemiology of Alzheimer's disease. Epidemiologic Reviews 14, 59–82.

Bruder, J. (1988). Filiale Reife – ein wichtiges Konzept für die familiäre Versorgung kranker, insbesondere dementer alter Menschen. Zeitschrift für Gerontopsychologie und -psychiatrie, 1, 95–101.

Bundeskanzleramt Österreich Bioethikkommission (2015). Sterben in Würde. Empfehlungen zur Begleitung und Betreuung von Menschen am Lebensende und damit verbundene Fragestellungen. Verfügbar unter URL https://www.patientenanwalt.com/download/Expertenletter/Palliativ_Car e/STERBEN_IN_WUeRDE_Bioethikkommission_9_2_2015.pdf [24-03-2019].

Busta, C. (1985). Gedichte. Inmitten der Vergänglichkeit. Salzburg: Otto Müller.

Chakravarti, A. & Boller, F. (1988). Risk of dementia in relatives of patients with Alzheimer's disease. Neurology, 3/5, 786–790.

Cohen, S. R. & Leis, A. (2002). What determines the quality of life of terminally ill cancer patients from their own perspective? Journal of palliative care, 18/1, 48–58.

Corr, C. (1999). Dying and its Interpreters: A Review of Selected Literature and Some Comments on the State of the Field. Omega, 39/4, 239–259.

De Beauvoir, S. (1946): Alle Menschen sind sterblich. Hamburg: Rowohlt.

Deutsch, E., Buchmayr, B. & Eberle, M. (2013). Aromapflege Handbuch. Leitfaden für den Einsatz ätherischer Öle in Gesundheits-, Krankenpflege- und Sozialberufen. Pflach: Eigenverlag.

Deutsche Alzheimergesellschaft e. V. Selbsthilfe Demenz (2019). Verfügbar unter URL https://www.deutsche-alzheimer.de/die-krankheit/die-alzheimer-krankheit/alois-alzheimer.html [07-01-2018].

Deutsche Gesellschaft für Allgemeinmedizin und Familienmedizin (2008). DEGAM-Leitlinie Nr. 12. Düsseldorf. Verfügbar unter URL http://www.degam.de/files/Inhalte/Leitlinien-Inhalte/Dokumente/DEGAM-S3-Leitlinien/Leitlinien-Entwuerfe/Demenz/LL-12_Langfassung_TJ_03_korr_01.pdf [24-03-2019].

DGSS (o. J.). Deutsche Gesellschaft zum Studium des Schmerzes e. V. Beurteilung von Schmerzen bei Demenz (BESD). Sektion der International Association for the Study of Pain (IASP). Arbeitskreis „Alter und Schmerz". Verfügbar unter URL http://www.nahrungsverweigerung.de/Contents/BESD.pdf [14-03-2018].

DGP (2014). Deutsche Gesellschaft für Palliativmedizin. Ärztlich assistierter Suizid. Reflexionen der Deutschen Gesellschaft für Palliativmedizin. Verfügbar unter URL https://www.dgpalliativmedizin.de/images/stories/140128_%C3%A4rzts uizid_online.pdf [24-04.2019].

DIAN (2018). Klinikum der Universität München (Dominantly Inherited Alzheimer Network). Verfügbar unter URL http://www.klinikum.uni-muenchen.de/Klinik-und-Poliklinik-fuer-Neurologie/de/Klinik/Neurologische_Poliklinik/Kognitive_Neurologie/Forschung/dian/index.html [25-03-2019].

DMDI (2016). Deutsches Institut für Medizinische Dokumentation und Information Kapitel V Psychische und Verhaltensstörungen (F00-F99). Verfügbar unter URL http://www.dimdi.de/static/de/klassi/icd-10-who/kodesuche/onlinefassungen/htmlamtl2016/block-f00-f09.htm [25-03-2019].

Dickmann, A. (2003). Symptom control in care of the dying. How do you manage respiratory tract secretions in the dying patient? In J. Ellershaw, & S. Wilkinson (Hrsg.), Care of the Dying. A pathway to excellence. Oxford: Oxford University Press.

Diehl, J., Först, H. & Kurz, A. (2005). Alzheimer-Krankheit: Symptomatik, Diagnose und Therapie. Zeitschrift für medizinische Ethik, 51, 3–12.

Ehrhardt, T. & Plattner, A. (1999). Verhaltenstherapie bei Morbus Alzheimer. Göttingen: Hogrefe.

Feichter, M. & Schaffer, U. (2018). Gezählte Tage sind kostbare Tage. Ein Erfahrungs- und Mutmachbuch. Bozen: Tyrolia.

Fremmer-Bombik, E. (1999). Innere Arbeitsmodelle von Bindung. In G. Spangler, P. Zimmermann (Hrsg.), Die Bindungstheorie: Grundlagen, Forschung und Anwendung (S. 109–119). Stuttgart: Klett-Cotta.

EXIT (2017). Vereinigung für humanes Sterben Deutsche Schweiz. Der Altersfreitod unter der Lupe. Verfügbar unter URL https://www.exit.ch/news/news/details/?tx_ttnews%5Btt_news%5D=197 &cHash=274bafa31b76d390a3359bcd27244189 [15-02-2017].

Falk, J. (2015). Basiswissen Demenz. Lern- und Arbeitsbuch für berufliche Kompetenz und Versorgungsqualität. Weinheim: Beltz Juventa.

Feil, N. (2000). Validation. Ein Weg zum Verständnis verwirrter alter Menschen. München: Rowolth.

Feil, N. & Klerk-Rubin, V. de (2013). Validation. München: Ernst Reinhardt.

Finckh, U. (2006). Genetische Faktoren bei Alzheimer-Demenz. Deutsches Ärzteblatt, 105(15):15, 1010-1016.

Forbes, S., Bern-Klug, M. & Gessert, C. (2000). End-of-life decision making for nursing home residents with dementia. Journal of Nursing Scholarship, 32, 251–258.

Förstl, H., Kurz, A. & Hartmann, T. (2011a). Alzheimer-Demenz. In H. Förstl (Hrsg.), Demenzen in Theorie und Praxis (S. 48–71). Berlin: Springer.

Förstl, H. & Lang, C. (2011b). Was ist „Demenz"? In H. Förstl (Hrsg.), Demenzen in Theorie und Praxis (S. 4–7). Berlin: Springer.

Frankl, V. E. (1946). Ärztliche Seelsorge. Wien: Franz Deuticke.

Frankl, V. E. (1982). ... trotzdem Ja zum Leben sagen; Ein Psychologe erlebt das Konzentrationslager. München: Deutscher Taschenbuchverlag.

Frankl, V. E. (2015). Grundkonzepte der Logotherapie. Wien: facultas.

Frankl, V. E. & Kreuzer, F. (1986). Im Anfang war der Sinn. Von der Psychoanalyse zur Logotherapie. Ein Gespräch. München: Piper.

Frankl, V. E. (1998). Logotherapie und Existenzanalyse. Texte aus sechs Jahrzehnten. Weinheim: Beltz.

Frankl V. E. (2005). Der leidende Mensch. Anthropologische Grundlagen der Psychotherapie. Bern: Hans Huber.

Frankl V. E. (2005). Der leidende Mensch. Anthropologische Grundlagen der Psychotherapie. Bern: Hans Huber.

Frankl, V. E. (2012). Der Wille zum Sinn. Bern: Huber.

Fratiglioni, L., Ahlbom, A., Viitanen, M. & Winblad, B. (1993). Risk factors for late-onset Alzheimer's disease: a population-based, casecontrol study. Annals of Neurology, 33(3), 258–266.

Freud, A. (1989). Das Ich und die Abwehrmechanismen. Frankfurt am Main: Fischer.

Freud, S. (1973). Sigmund Freud. Darstellungen der Psychoanalyse. Frankfurt am Main: Fischer.

Folstein, M. F., Folstein, S. E. & McHugh, P. R. (1975): „Mini-Mental-state". A practical method for grading the cognitive state of patients for the clinician. Journal of psychiatric research, 12(3), 189–198.

Frohn, B. & Staack, S. (2012). Demenz – Leben mit dem Vergessen. Murnau: Mankau.

Geiger, A. (2011). Der alte König in seinem Exil. München: Hanser.

Genetic-Alliance UK. Supporting. Campaigning. Uniting (2008). Autosomal-dominanter Erbgang. Informationen für Patienten und ihre Familien. Verfügbar unter URL http://www.eurogentest.org/fileadmin/templates/eugt/leaflets/pdf/german/ Dominant_Inheritance.pdf [25-03-2019].

Gesundheit Österreich (2017). Österreichischer Strukturplan und Gesundheit inklusive Großgeräteplan. Wien. Verfügbar unter URL https://www.ris.bka.gv.at/Dokumente/Spg/SPG_AT_OSG_G_20180406_ 1_2018/SPG_AT_OSG_G_20180406_1_2018.pdfsig [07-04-2019].

Grond, E. (2014). Pflege Demenzkranker. Impulse für eine wertschätzende Pflege. Hannover: Schlütersche Verlagsgesellschaft.

Gühne, U., Matschinger, H., Angermeyer, M. C. & Riedel-Heller, G. (2006). Indicent dementia cases and mortality. Results of the Leipzig Lingitudinal Study of the Aged (LEILA 75+). Dementia and Geriatric Cognitive Disorders, 22, 185–193.

Gutmann, T. (2002). Der eigene Tod – Die Selbstbestimmung des Patienten und der Schutz des Lebens in ethischer und rechtlicher Dimension. Ethik in der Medizin, 14/3, 170–185.

Hachinski, V. C., Iliff, L. D., Zilkha, E., DuBoulay, G. H., McAllister, V. L., Marshall, J., Ross Russel, R. W. & Symon, L. (1975). Cerebral blood flow in dementia. Archives of Neurology, 32, 632–637.

Haydar, Z. R., Lowe, A. J., Kahveci, K. L., Waetherford, W. & Finucane, T. (2004). Differences in end-of life preferences between congestive heart failure and dementia in a medical house calls program. Journal of American Geriatrics Society, 52, 736–740.

Herthogh, M., De Boer, M. E., Dröes, R. M. & Eefsting, J. A. (2007). Would we rather lose our life than lose our self? Lessons from the Dutch debate oh euthanasia for patients with dementia. American Journal of Bioethics, 7, 48–56.

Heuft, G., Kruse, A. & Radebold, A. (2006). Lehrbuch der Gerontopsychosomatik und Alterspsychotherapie. München: ernst Reinhardt.

Heiss, W.-D. (1982). Hirndurchblutung und Hirnstoffwechsel im Alter und beim hirnorganischen Psychosyndrom. In D. Bente, H. Coper, S. Kanowski (Hrsg.), Hirnorganische Psychosyndrome im Alter. Konzepte und Modelle für die pharmakotherapeutische Forschung (S. 224–236). Berlin: Springer

Heine, R., Bay, F. (2001). Anthroposophische Pflegepraxis. Pflege als Gestaltungsaufgabe. Stuttgart: Hippokrates.

Heyman, A., Wilkinson, W.E., Stafford, J.A., Helms, M.J., Sigmon, A.H. & Weinberg, T. (1984). Alzheimer's disease: a study of epidemiological aspects. Annals of Neurology 15(4): 335-341.

Hirsch, R. D. (2009). Psychotherapie bei Menschen mit Demenz. Zeitschrift Psychotherapie, 14, (2), 317-331. München: CIP-Medien.

Hofman, A., Schulte, W., Tanja, T. A., van Duijn, C. M., Haaxma, R., Lameris, A. J., Ottten, V. M. & Saan, R. J. (1989). History of dementia and Parkinson's disease in 1st-degree relatives of patients with Alzheimer's disease. Neurology, 39/12, S. 1589–1592.

Holzinger, M. (2013). Immanuel Kant. Grundlegung der Metaphysik der Sitten. Kommentar von Christoph Horn, Corinna Mieth und Nico Scarano. Frankfurt am Main: Suhrkamp.

Hospiz Österreich (2019). Ehrenamt – Konzepte, Standards und Curricula. Verfügbar unter URL https://www.hospiz.at/fachwelt/ehrenamt-in-oesterreich-und-europa/#standards [10-05-2019].

Huff, F. J., Auerbach, J., Chakravarti, A. & Boller, F. (1988). Risk of dementia in relatives of patients with Alzheimer's disease. Neurology 38(5): 786-790.

Ihl, R., Grass-Kapanke, B., Lahrem, P., Brinkmeyer, J., Fischer, S., Gaab, N. & Kaupmannsennecke, C. (2000). Entwicklung und Validierung eines Tests zur Früherkennung der Demenz mit Depressionsabgrenzung (TFDD). Fortschritte der Neurologie. Psychiatrie 2000/68, 413–422. International Statistical Classification of Diseases and Related Health Problems 10th Revision: Chapter V Mental and behavioural disorders (F00-F99).

Ihl, R. (2002). Demenzen. In W. Gaebel, F. Müller-Spahn (Hrsg.), Diagnostik und Therapie psychischer Störungen (S. 83–110). Stuttgart: Kohlhammer.

Ihl, R. & Grass-Kapanke, B. (2005). Neuropsychologisches Test-Screening bei Demenzpatienten. Neurogeriatrie, 2005; 2 (1), 21–24.

Kalbe, E., Kessler, J., Calabrese, P., Smith, R., Passmore, A. P., Brand, M. & Bullock, R. (2004). DemTect: a new, sensitive cognitive screening test to support the diagnosis of mild cognitive impairment and early dementia. International Journal of Geriatric Psychiatry. 19(2):136-143.

Kant, I. (2013). Grundlegung der Metaphysik der Sitten. Kommentar von Christoph Horn, Corinna Mieth und Nico Scarano. Frankfurt am Main: Suhrkamp.

Kant, I. (2014). Grundlegung zur Metaphysik der Sitten, Band IV, Akademie-Ausgabe: Berlin.

Kessler, H. & Supprian, T. (2003). Zum Problem der Krankheitseinsicht bei Patienten mit Demenz vom Alzheimer-Typ. Fortschritte der Neurologie Psychiatrie, 71, 541–548.

Kierkegaard, S. (1859): Ausgabe 1994. Frau en forfatters virksomhet (Aus dem Wirken eines Verfassers). Eine einfache Mitteilung. Sören Kierkegaard Gesammelte Werke. Munksgaard, Coopenhagen.

Klaschik, E. & Nauck, F. (2002). Finalphase. In M. Zenz, B. Donner (Hrsg.), Schmerz bei Tumorerkrankungen. Interdisziplinäre Diagnostik und Therapie. Stuttgart: Wissenschaftliche Verlagsgesellschaft.

Knaup, M. (2015). Gut sterben? Anmerkungen zur Frage der ärztlichen Suizidbeihilfe. Zeitschrift für medizinische Ethik, 61, 314–324.

Körtner, U. H. J. (2012). Das Menschenbild der Leistungsgesellschaft und die Irritation der Demenz. Zeitschrift für medizinische Ethik, 58, 3-22.

Kostrzewa, S. (2010). Palliative Pflege von Menschen mit Demenz. Bern: Hans Huber.

Kruse, A. & Schmitz-Scherzer, R. (1995). Sterben und Sterbebegleitung. In A. Kruse, R. Schmitz-Scherzer (Hrsg.), Psychologie der Lebensalter (S. 289–300). Darmstadt: Steinkopf.

Krallmann, P. & Kottmann, U. (2017). Ein Koffer voller Erinnerungen. 52 Kurzgeschichten zum Vorlesen bei Demenz. München: Ernst Reinhardt.

Klussmann, R. (2000). Psychotherapie. Berlin: Springer.

Livingston, G., Sommerland, A., Orgeta, V., Costafreda, S. G., Huntley, J., Ames, D., Ballard, C., Banerjee, S., Burns, A., Cohen-Mansfield, J., Cooper, C., Fox, N., Gitlin, L. N., Howard, R., Kales, H. C., Larson, E. B., Ritchie, K., Rockwood, K., Sampson, E. L., Samus, Q., Schneider, L. S., Selbaek, G., Teri, L. & Mukadam, N. (2017). Dementia prevention, intervention, and care. The Lancet, 380/10113, 2673–2734.

Larson, E. B. (2018). Prevention of Late-Life Dementia: No Magic Bullet. Annals of Internal Medicine, 168 (1): 77–79.

Loewy, E. H. & Springer-Loewy, R. (2002). Ethische Fragen am Ende des Lebens. In S. Pleschberger, K. Heimerl, M. Wild (Hrsg.), Palliativpflege. Grundlagen für Praxis und Unterricht (S. 131–142). Wien: Facultas.

Lukas, E. (2004). Sehnsucht nach Sinn. Logotherapeutische Antworten auf existentielle Fragen. München: Profil.

Lukas, E. & Wurzel, R. (2015). Von der Angst zum Seelenfrieden. München: Neue Stadt.

Maguire, E. A., Gadian, D. G., Johnsrude, I. S., Good, C. D., Ashburner, J. & Frackowiak, R. S. (2000). Navigation-related structural change in the hippocampi of taxi drivers. Proceedings of the National Academy of Sciences of the United States of America, 97(8): 4398-4427.

Maguire, E. A., Woollett, K. & Spiers, H. J. (2006). London taxi drivers and bus drivers: a structural MRI and neuropsychological analysis. Hippocampus, 16(12), 1091-1101.

Maguire, E. A. & Woollett, K. (2011). Acquiring „the Knowledge" of London's Layout Drives Structural Brain Changes. Current Biology, 21, 24, 2109-2114.

Maio, G. (2015). Warum der assistierte Suizid mit dem Palliativ- und Hospizgedanken nicht vereinbar ist. die hospiz zeitschrift, 5, 15-18.

Marti, K. (2001). Leichenreden. Mit einem Vorwort von Peter Bichsel. München: Nagel & Kimche.

Mattis, S. (1976). Mental Status Examination for Organic mental Syndrome in the Elderly Patient. In: Bellak, L. & Karasu, T. B. (Hrsg.), Geriatric Psychiatry: A Handbook for Psychiatrists and Primary Care Physicians. New York: Grunde & Stratton, S. 77-121.

Mauer, M. C., Petersen, Y., Loetz, C. & Frick, E. (2014). Trennungsunsicherheit am Lebensende – spirituelle und bindungstheoretische Perspektiven. Zeitschrift für Palliativmedizin. 2014/2, 15, 70–77.

Mayeux, R., Sano, M., Chen, J., Tetmichi, T. & Stern, Y. (1991). Risk of dementia in first-degree relatives of patients with Alzheimer's disease and related disorders. Arch Neurol 48/3, 269–273.

McCann, R. M., Hall, W. J. & Groth-Juncker, A. (1994). Comfort care for terminally ill patients: The appropriate use of nutrition and hydration. In: JAMA Journal of the American Midical Association, 272(16), 1263-1266.

Merkel, A. (2015). Rede anlässlich der 50. Bundestagung am 19. Juni 2015 vor dem Evangelischen Arbeitskreis der CDU/CSU. Verfügbar unter URL https://www.eak-cducsu.de/sites/www.eak.cdu.de/files/downloads/bundestagung/50_bund estagung/5_10_2015-14_59_33-rede_merkel_final.pdf [23-02-2019].

Mons, U., Perna, L. & Brenner, H. (2016). Hat der Cholesterinspiegel Einfluss auf die Kognition? Deutsches Ärzteblatt, 02, 28-29.

Morello, R., Jean, M., Alix, M., Selli-Peres, D. & Fermanian, J. (2007). A Scale to Measure Pain in Non-Verbally Communicating Older Patients: The ECPA – 2 Study of its Psychometric Properties. In: Pain 133, 87–98.

PNygaard, H. & Jarland, M. (2005): Are Nursing Home Patients with Dementia Diagnosis at Increased Risk for Inadequate Pain Treatment? International Journal of Geriatric Psychiatry 20, 730–737.

Österreichische Alzheimergesellschaft (2016). Zahlen und Statistik. Verfügbar unter URL http://www.alzheimer-gesellschaft.at/index.php?id=46 [27-01-2016].

Pschyrembel (2019). Konfabulation. Verfügbar unter URL https://www.pschyrembel.de/Konfabulationen/K0C1L/doc/ [25-03-2019].

Pieper, A. (2007). Einführung in die Ethik. Tübingen: A. Francke.

Post, S. G. (1995). Alzheimer disease and the „then" self. Kennedy Institute of Ethics Journal, 5, 307–321.

Rocca, W. A., Hofman, A., Brayne, C., Breteler, M. M., Clarke, M., Copeland, J. R., Dartiques, J. F., Engedal, K., Hagnell, L., Heeren, T. J., et al. (1991). Frequency and distribution of Alzheimer´s disease in Europe: a collaborative study of 1980–1990 prevalence findings. Annals of Neurology, 30, 381–390.

Rohn, T. T. (2014). Is apolipoprotein E4 an important risk factor for vascular dementia? International Journal of Clinical and Experimental Pathology. 7(7): 3504–3511.

Saunders, C. (1993). Hospiz und Begleitung im Schmerz. Wie wir sinnlose Apparatemedizin und einsames Sterben vermeiden können. Freiburg: Herder.

Snowden, D. A. (2000). The Nune Study. Verfügbar unter URL http://www.alzheimermonterrey.com/estudios/estudios/Estudio-Monjas-I.pdf [15-11-2016].

Spektrum (1999). Lexikon der Biologie / Durst. Heidelberg: Akademischer Verlag. Verfügbar unter URL https://www.spektrum.de/lexikon/biologie/durst/19767 [02-07-2019].

Steffensky, F. (2007). Mut zur Endlichkeit. Sterben in einer Gesellschaft der Sieger. Stuttgart: RADIUS-Verlag.

Steindl-Rast, D. (1988). Die Achtsamkeit des Herzens. Ein Leben in Kontemplation. München: Goldmann.

Steurenthaler, J. (2013). Dementagogik – Demenziell erkrankten Menschen neu und ganzheitlich begegnen. Wiesbaden: Springer Fachmedien.

Stump, T. E., Calahan, C. M. & Hendrie, H. C. (2001). Cognitive impairment and mortality in older primary care patients. Journal of the American Geriatrics Society, 49, 934–940.

Sütterlin, S., Hoßmann, I. & Klingholz, R. (2011). Das Wichtigste in Kürze. In Berlin-Institut für Bevölkerung und Entwicklung (Hrsg.), Demenz-Report; Wie sich die Regionen in Deutschland, Österreich und der Schweiz auf die Alterung der Gesellschaft vorbereiten können (S. 5 f., 13, 16, 28 f., 39, 42, 45). Verfügbar unter URL http://www.berlin-institut.org/fileadmin/user_upload/Demenz/Demenz_online.pdf [14-03-18].

Van Duijn, C. M., Farrer, L. A., Cupples, L. A. & Hofman, A. (1993). Genetic transmission of Alzheimer's disease among families in a Duch population based study. Journal of Medical Genetics, 30, 640–646.

Villeneuve, S., Brisson, D., Marchant, N. L. & Gaudet, D. (2014). The potential applications of Apolipoprotein E in personalized medicine. Front Aging Neuroscience, 6: 154.

Wallesch, C. W. & Förstl, H. (2005). Demenzen. Stuttgart: Thieme.

Wancata, J., Kaup, B. & Krautgartner, M. (2001). Die Entwicklung der Demenzerkrankungen in Österreich vom Jahr 1951 bis zum Jahr 2050. Wiener klinische Wochenschrift, 113/5-6, 172–180.

Wansink, B., Painter, J. E. & North, J. (2005). Bottomless bowls: why visual cues of portion size may influence intake. Obesity Research, 13, 93–100.

Warden, V., Hurley, A. C. & Volicer, L. (2003). Development and Psychometric Avaluation of the Pain Assessment in Advanced Dementia (PAINAD) Scale. Journal of American Medical Directors, 01/02, 9–15.

Weiher, E. (2011). Das Geheimnis des Lebens berühren. Spiritualität bei Krankheit, Sterben, Tod. Eine Grammatik für Helfende. Stuttgart: Kohlhammer.

Weissenberger-Leduc, M. (2009). Palliativpflege bei Demenz. Ein Handbuch für die Praxis. Wien: Springer.

Wetzstein, V. (2005). Alzheimer-Demenz – Perspektiven einer integrativen Demenz-Ethik. Zeitschrift für medizinische Ethik, 51/1, 27–40.

Weyerer, S. (2005). Altersdemenz. Gesundheitsberichterstattung des Bundes. In Robert Koch Institut – Statistisches Bundesamt (Hrsg.), Lebenserwartung bei demenziellen Erkrankungen, Heft 28, S. 15.

Wiesing, U. (2014). Das geplante Verbot organisierter Beihilfe zum Suizid – ein Plädoyer für eine reglementierte Freigabe. In U. Lilie, W. Beer, E. Droste, A. Giebel (Hrsg.), Würde, Selbstbestimmung, Sorgekultur. Blinde Flecken in der Sterbehilfedebatte (S. 53–65). Deutschland: der hospiz verlag.

WHO (1990). World Health Organization. Cancer pain relief and palliative care. Report of a WHO Expert Committee. Genf.

WHO (2002). World Health Organization: World Health Organization. National cancer control programmes: policies and managerial guidelines, 2nd ed. Genf.

WHO (2018). World Health Organisation: Dementia: number of people affected to triple in next 30 years. Verfügbar unter URL http://who.int/mediacentre/news/releases/2017/dementia-triple-affected/en/ [08-01-2018].

Wöger, S. (2019). Ärztlich assistierter Suizid bei Demenz. Eine qualitative und tiefenpsychologisch angeregte Studie mit Zugängen aus den integrativen Gesundheitswissenschaften. Norderstedt: BoD.

Wunder, M. (2014). Ärztliche Suizidbeihilfe – Assistenz und Gewissen. In U. Lilie, W. Beer, E. Droste & A. Giebel (Hrsg.), Würde, Selbstbestimmung, Sorgekultur. Blinde Flecken in der Sterbehilfedebatte (S. 135–147). Deutschland: der hospiz verlag.

ErwSchG (2017). 2. Erwachsenenschutzgesetz - 59. Bundesgesetz, mit dem das Erwachsenenvertretungsrecht und das Kuratorenrecht im Allgemeinen Bürgerlichen Gesetzbuch geregelt werden und das Ehegesetz, das Eingetragene Partnerschaft-Gesetz, das Namensänderungsgesetz, das Bundesgesetz über Krankenanstalten und Kuranstalten, das Außerstreitgesetz, die Zivilprozessordnung, die Jurisdiktionsnorm, das Rechtspflegergesetz, das Vereinssachwalter-, Patientenanwalts- und Bewohnervertretergesetz, das Unterbringungsgesetz, das Heimaufenthaltsgesetz, die Notariatsordnung, die Rechtsanwaltsordnung, das Gerichtsgebührengesetz und das Gerichtliche Einbringungsgesetz geändert werden idF NR: GP XXV RV 1461 AB 1528 S. 173. BR: AB 9764 S. 866. Verfügbar unter URL https://www.ris.bka.gv.at/Dokumente/BgblAuth/BGBLA_2017_I_59/ BGBLA_2017_I_59.html [01-04-2019].

Psychotherapiegesetz (1990): Bundesgesetz vom 7. Juni 1990 über die Ausübung der Psychotherapie (Psychotherapiegesetz) StF: BGBl. Nr. 361/1990 (NR: GP XVII RV 1256 AB 1389 S. 146. BR: AB 3896 S. 531.) BGBl. I Nr. 59/2018 (NR: GP XXVI RV 191 AB 231 S. 36. BR: 10001 AB 10017 S. 883.) Verfügbar unter URL https://www.ris.bka.gv.at/GeltendeFassung.wxe?Abfrage=Bundesnor men&Gesetzesnummer=10010620&ShowPrintPreview=True [01-04-2019].

Weitere Publikationen der Autorin

Altenpflege: wenig Zeit, viel Herz!

Aktuelle Herausforderungen für Pflegepersonen im geriatrischen Langzeitpflegebereich. Literaturanalyse und empirische Erhebungen mit dem Ergebnis eines Seminarkonzeptes für Altenpflegekräfte.

Mit einem Geleitwort von Univ. Prof. Dr. Werner Lenz.

Sabine Wöger

2019, 272 Seiten, Paperback ca. € 39,99, E-Book ca. € 14,99

ISBN 978-3-7481-7866-8

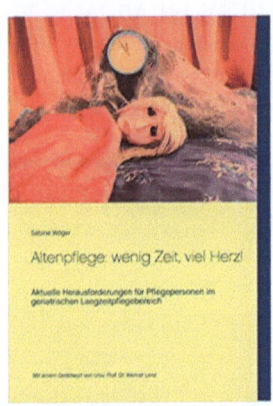

Altenpflegepersonen sind aktuell mit mehrfachen Herausforderungen konfrontiert. Neben demographisch bedingten Entwicklungen im Zusammenhang mit einer alternden Bevölkerung entwickelt sich entlang von Prognosen eine prekäre Personalsituation. Literaturanalyse und empirische Erhebungen zeigen, mit wie viel Engagement und Herz alte Menschen betreut werden. Die Studie resultiert in einem Seminarkonzept mit dem Schwerpunkt `Palliative Care für Altenpflegepersonen`. Inhaltliche und didaktische Konzeption weichen von bisherigen Bildungskonzepten insofern ab, als dass ein empirisch überprüfter, ganzheitlicher und dialogischer Ansatz prioritär ist. Seminarteilnehmer/-innen sollen den Prozess der Weiterbildung praxisnah und zugleich persönlich bereichernd erfahren.

Ärztlich assistierter Suizid bei Demenz!?

Eine qualitative und tiefenpsychologisch angeregte Studie mit Zugängen aus den integrativen Gesundheitswissenschaften. Einstellungen zu Demenz und ärztlich assistiertem Suizid bei Demenz vor dem Hintergrund von Biographie und Sozialisation.

Sabine Wöger

2019, 496 Seiten, Paperback ca. € 34,99, E-Book ca. € 15,99

ISBN 978-3-7481-9236-7

Zunehmend ziehen Menschen in der Auseinandersetzung mit dem Krankheitsbild Demenz einen assistierten Suizid in Erwägung. Die Sorge, anderen zur Last zu fallen, dabei einen Verlust der Würde durch kognitive Beeinträchtigung, Pflegebedürftigkeit und Abhängigkeit von Lebensbedingungen und Strukturen zu erleben, sind hauptsächliche Beweggründe. Empirisch untersucht wurde, welche Erfahrungen und Wirklichkeits-konstruktionen jenen Menschen zugrunde liegen, die entweder zuversichtlich und vertrauensvoll oder angstvoll in eine von Ungewissheiten geprägte Zukunft blicken, in der sie an einer Demenz erkranken könnten.

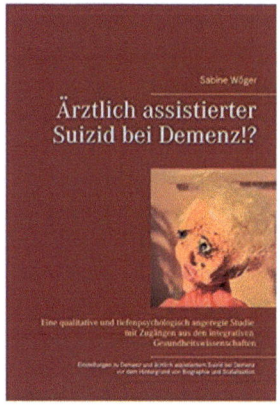

Kleine Studienhilfe zum Verfassen wissenschaftlicher Arbeiten: Praxisorientierte Grundlagen.

Sabine Wöger

2019, 128 Seiten, Paperback ca. € 14,50, E-Book ca. € 9,99

ISBN 978-3-7494-4752-7

Die `Kleine Studienhilfe zum Verfassen wissenschaftlicher Arbeiten` gibt einen einführenden Überblick zu den Prinzipien wissenschaftlicher Praxis und vermittelt grundlegendes Wissen zur Planung und Durchführung eines Forschungsprojektes. Die Studienhilfe ist eine Sammlung zentraler Erkenntnisse und Erfahrungen, welche die Autorin im Zuge ihrer eigenen wissenschaftlichen Tätigkeiten und in der Begleitung von Studierenden gewonnen hat. Wissens- und beachtenswerte Aspekte der jeweiligen Abschnitte einer

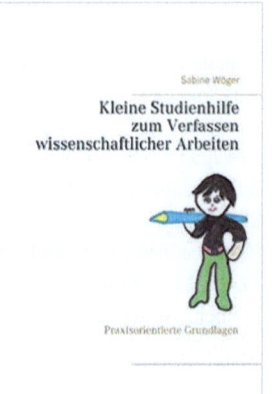

wissenschaftlichen Arbeit werden erklärt und mit Beispielen anschaulich unterlegt. Ebenso wird das Zitieren aus verschiedenen Quellen thematisiert. Diese Handreichung soll `die Arbeit an der Arbeit` erleichtern und vor allem Begeisterung und Forschergeist wecken.